CLINICAL PRACTICE OF SOCIAL ANXIETY DISORDER

社交不安症の臨床

評価と治療の最前線

貝谷久宣／不安・抑うつ臨床研究会 編

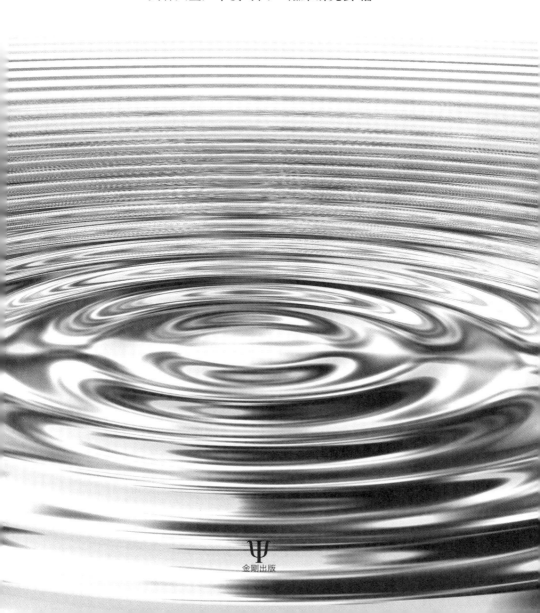

金剛出版

編者まえがき

　私が今このような題のついた本を編集させていただくとは誠に因縁深い奇妙な巡り合わせだと感じいっております。まず，私ども医療法人の季刊誌「ケセラセラ」Vol.48 2007 春号＊に私が書いた"私の不安体験──小学校以後"の一部を再掲載いたしましょう。

　「中学1年生になって間もなくのある日，稲永埠頭始発の満員の市電に乗ると隣のクラスの女生徒が乗っていました。私は彼女の顔を見るだけで赤面してしまい，額から汗がたらたらと垂れるのを感じました。私が同級生の女生徒に会っただけで恥ずかしがっているということを周囲の乗客に知られてしまったという恥ずかしさがこみ上げてきて二重の苦しみでした。それからその女生徒が乗っていそうにない電車を選んで通学しましたが，それでも，電車に人が多く乗っていると自分が見られているような感じがしてついには電車に乗らなくなってしまいました。それからは，サイクリング用の自転車を買ってもらって1時間近くかけて通学しました。回避行動を伴う典型的な対人恐怖状態です。10代前半は社会不安障害（対人恐怖）の好発年齢であることは不安障害の専門家の常識です。私は全く教科書どおりの思春期発症をしていました。」

ということで，私は社交不安症の既往を持っています。医者に

なってからも一度だけ学会発表で激しいプレゼンテーション恐怖を経験しましたが，幸いその後は何とか社会適応し今日に至っています。

　冒頭から個人的なことを記してしまい申し訳ありません。要するに私が言いたいことは社交不安症がポピュラーな病気であるということです。一般人口の20％前後はこの病気の状態で人生の一時期悩んだ人がいると考えます。また，中等度以上の社交不安症がもとになって多くは二次的にいろいろな合併症が発展し，人生の大半を病気に悩まされて過ごす人も多くいます。このような患者は最終診断が社交不安症とされなく，多くは根底に社交不安症が存在するのに，それが明らかにされないまま治療を受けているケースも多いと考えられます。社交不安症の早期発見・早期治療が望まれる所以です。私の場合でも環境次第で社交不安症が固定し，ストレスに直面してうつ病が続発し，悩み多い人生になった可能性が十分にあると思っています。

　本書は社交不安症の実地臨床における種々の問題点を取り上げ，従来の成書にはない事項について論考しています。この点，心療内科・精神科の実地に携わられている関係者に大いに興味を持っていただけるものと期待しています。そして，この本が最終的には社交不安症および関連疾患に悩む人々の救いの一助になれば編者の望外の喜びです。

　本書は特定非営利活動法人不安・抑うつ臨床研究会と持田製薬株式会社が共催した第17回八ヶ岳シンポジウム（於帝国ホテル東京）のプロシーディングです。

＊http://www.fuanclinic.com/files/queserasera/2007_48_spring.pdf

　平成28年丙申霜月吉日

滝廉太郎旧居跡を窓下にする自宅にて
貝谷久宣

目 次

編者まえがき ———————————————————— 3

社交不安症治療の最前線 ———————————————— 7
ステファン・G・ホフマン ［翻訳・監修］原井 宏明｜坂野 雄二

【指定討論】
2つの要因がまだ……ホフマン先生の講演へのコメント ———— 31
坂野 雄二

社交不安症について ————————————————— 49
小山 司

社交不安症の臨床スケールLSASとTSASの比較研究 ———— 71
伊藤 理紗

社交不安症の薬物療法と心理療法 ——————————— 89
竹林（兼子）唯｜野口 恭子｜貝谷 久宣

回避性パーソナリティ障害を伴う
社交不安症患者の臨床的特徴 ————————————— 111
社交状況に対する身体症状および対人関係の病理からの探索的検討
横山 知加｜小松 智賀｜高井 絵里

社交不安症における拒絶過敏性 ———————————— 137
巣山 晴菜

社交不安症にみられる不安・抑うつ発作 ————————— 149
正木 美奈｜貝谷 久宣

社交不安症（SAD） ————————————————— 171
日常診療の玉手箱
貝谷 久宣

社交不安症の臨床
評価と治療の最前線

社交不安症治療の最前線
New Frontiers in Treating Social Anxiety Disorder

ステファン・G・ホフマン
Stefan G. Hofmann

[翻訳・監修]
原井 宏明　　坂野 雄二
Hiroaki Harai　Yuji Sakano

座長：では，今日最後のセッションを始めさせていただきます。今日最後のセッションはキーノート・アドレスということで，ボストン大学のステファン・ホフマン先生にお話をいただきます。ホフマン先生は昨日の夜にボストンからお着きになりまして，フライトが悪かったそうで，ほとんどお休みになれなかったということです。お疲れになっているところでお話しいただくということで非常に恐縮に思います。

　ホフマン先生の簡単なご紹介をさせていただきます。ホフマン先生はドイツのビーティッヒハイム（Bietigheim）でお生まれでございます。現在はボストン大学心理学科の教授をなさっていらっしゃいまして，臨床心理の治療者であるとともにさまざまな研究をなさっておられます。ボストンにあるMIT（マサチューセッツ工科大学），確か今日は隣でMITの集まりを偶然にもやっておりますが，このMITとの共同研究などを盛んになさっていらっしゃいます。

　それで先ほどの兼子先生のご紹介にもありましたけれども，Dサイクロセリンによるオーグメンテイションのお話などグルタメート・プリノセプターのお話を含めて，さらにブレイン・イメージングのお話など，そして社交不安症の新しいご研究についてご紹介いただけると思います。

　ホフマン先生のご講演の後に，それを受けていただきまして坂野先生から指定討論ということでコメントをいただきます。坂野先生につきましてはもうご紹介するのも僭越なぐらい皆さんもよくご存じです。もし，さらに坂野先生のことを知りたいという方はウィキペディアで坂野雄二と引きますと載っております。ちなみに，その最初には「日本の臨床心理学者，北海道医療大学教授。大阪府生まれ」というふうに書いてございます。ご紹介は以上です。

　では，ホフマン先生，よろしくお願いいたします。

社交不安症の治療効果

　まず社交不安症についての概説ですが，大体皆さんがご存じのような数字が並んでいます。生涯有病率は13.3%で，男女の比率，そして従来の，心に起こること，治療しなければ長く続くといった一般的なことは皆さんもご存じだと思います。合併症としては気分障害であるとか，ほかの不安症，それから回避性パーソナリティ障害と薬物依存があります。

　メタアナリシスの結果です［図❶］。比較の対象はプラセボコントロールで，それも何もしないというのではなくて，心理学的なプラセボコントロールです。何か説明したり，運動したり，そういった治療と比べたときに効果サイズがどうあるかというものを調べた結果です。

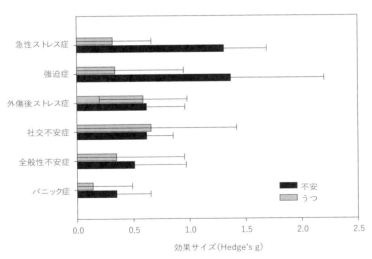

Hofmann, S. G., & Smits, J. A. (2008). Cognitive behavioral therapy for adult anxiety disorders : A meta-analysis of randomized controlled trials. Journal of Clinical Psychiatry, 69, 621-632.

図❶　不安とうつに対するCBTのプラセボに対する効果サイズ

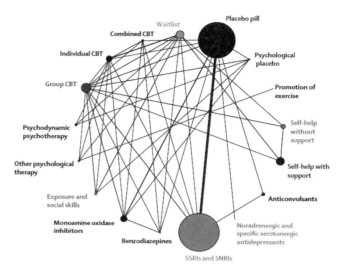

Mayo-Wilson et al. (2014), Lancet Psychiatry

図❷　ネットワーク・メタアナリシスによる治療効果の比較

　社交不安症が真ん中にありますが，ほかと比較すると中央ぐらいです。これを見ると不安とうつの両方の効果が同時に出ています。CBTが社交不安症の疾患に特異的なものかどうかという疑問も湧くことになります。ほかの急性ストレス症や強迫症と比べるとこの効果サイズは小さくなっていますが，それに比べると，まあまあ中庸というところの効果サイズです。薬物療法についても同じような感じで例えると，コップに水が空っぽではないけれども，半分ぐらい入っているというような治療の結果です。

　次の図はMayoたちが去年出した研究です［図❷］。ネットワーク・メタアナリシス（Network meta-analysis）という方法を使って，さまざまな治療法をこのように網目状にして，実際に個別

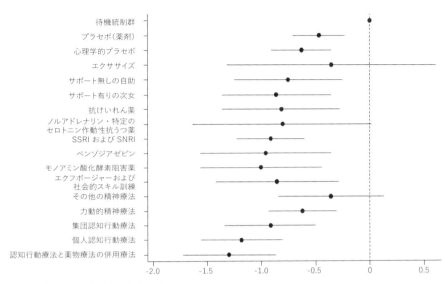

図❸ 標準化された変化の平均

には比較されてないですが，まるで個別に比較があったようにして，その効果サイズを調べるというメタアナリシスの方法です。そして，大きい丸はたくさん研究されていることを示しています。もちろんプラセボはさまざまな治療法で必ず使われているので，プラセボが一番大きい丸になるわけですが，次にSSRIも大きな丸になっています。ほかに例えば集団認知行動療法が大きいですが，丸が大きければ大きいほどたくさんの研究があることを示しています。そして，それぞれの間の線を引いて比較します。

　図❸のグラフは，左側に行けば行くほど，マイナスの数字が大きければ大きいほど効果サイズが大きいことを表わしています。一番下にある薬物療法と認知行動療法の併用療法やその時に一緒に使う薬物の効果サイズが高くて，個人認知行動療法，

集団認知行動療法というふうになるのがわかります。これらが他の治療よりも高いところにあるのがわかります。上のほうにピルプラセボがありますが，薬物療法で使う単純な乳糖といったものです。それから心理学的なプラセボは，中身はきちんとしたCBTではなく，単に説明するといった場合です。これも結構馬鹿にできなくて，-0.5から-0.6ぐらいあります。よく見るとこのプラセボにも負けてしまうような，ほかの心理療法などもあるわけで，プラセボも馬鹿にできません。

そして，もう1つ重要なところですけれども，薬物療法とCBTを組み合わせたときの効果です。それぞれ単独より合体した場合の方が効果があります。そうすると，今ある治療法の効果をどうやったらもっと強められるのでしょうか。治療効果を強めるには，例えば今のCBTを薬物療法で学習の部分を強化することができるはずです。

さらに，どういう人が例えばCBTに反応するのかということを予測できればいいわけです。これは，テーラード・メディシンといって，この人にはこういう治療をしましょうといったようなことが事前に予測できるともっといいでしょう。さらに3つ目には，CBTそのものをもっと修正して，効果を高めるようにするという方法があります。

増強療法（Augmentation）

では，最初に強化療法からいきましょう。Dサイクロセリンの話は聞いたことがあると思います。Dサイクロセリンは学習というところを変えて強化するものですが，学習するというのは突き詰めて言えば細胞の中の脳神経細胞と細胞の間のつながりになります。複雑なプロセスですが，簡単に言うと，学習の中でNMDA受容体に注目します。その中でグルタミン酸が重

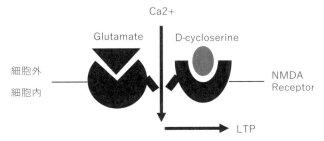

Hofmann, S. G. (2007). Enhancing exposure-based therapy from a translational research perspective. Behaviour Research & Therapy, 45, 1987-2001.

図❹ NMDA受容体

要な役割を果たしますが，そこをこれから説明します。NMDA受容体というのはグルタミン酸とグリシンという2つのアミノ酸が結合しますが，そこについて説明しましょう。

　学習が起こるというのは，グリシンとグルタミン酸をつないでいる受容体があるわけですが，外側の細胞膜外にカルシウムイオンがあり，それが細胞膜内に入るときにこの2つの受容体がくっついて学習が起きます［図❹］。そして，このグリシンをDサイクロセリンという物質に置き換えて，それが今度はグリシン受容体につながると，ここのカルシウムイオンチャネルがさらに長く開いて強化されてLTP（Long-Term Potentiation：長期増強）というように，学習がもっと長く強く起こることになります。言い換えますと，Dサイクロセリンは部分的グリシンアゴニスト（※グリシン部位の部分アゴニスト）になるわけです。

　これはラットの実験ですけれども，グリシン受容体の部分をAP5という物質でブロックしてしまうと学習が起きなくなります。この場合，消去ですから消去が起きなくなります。そして同じラットですが，Dサイクロセリンを使うと今度は消去のほうが早く強く起こることになります。Dサイクロセリン（DCS）

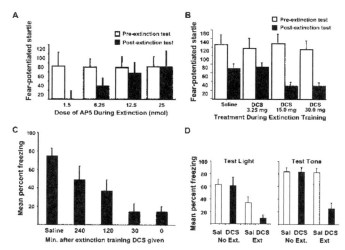

Falls et al., 1992; Walker et al., 2002; Ledgerwood et al., 2003, 2005.

図❺ Dサイクロセリンが消去を促進する

自体は不安を下げる効果はありません。それだけ出しても不安は全く変わらないのですが，消去過程の学習と一緒にやると，より強く不安の消去が起こって長く続きます。

図❺の右下を見ていただくと，消去（extinction）過程を入れなければDサイクロセリンだけを与えても何も不安は変わりません。入れたときだけ，これが繰り返し証明されています。この効果を発見したのはMike Davisという人ですが，もともと薬としては結核の薬としてもう50年以上の古くからある薬です。長期間使っても安全性が証明されている薬ですが，人間に消去中に短く使ってみると効果があるということをMike Davisが発見いたしました。

もともとNIMH（※米国立精神衛生研究所）の研究で，飛行機恐怖の人に対してDサイクロセリンをVirtual reality exposure（※疑似体験療法）で，飛行機で飛んでいる場面を画面で

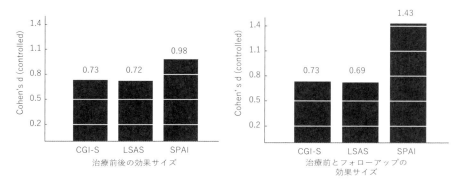

図❻ 社交不安症に対する暴露法におけるDサイクロセリンの増強療法

見せるようなエクスポージャー（暴露法）と一緒に使ったら，飛行機恐怖の下がる効果が大きかったという最初の研究が出てきたわけです。それを社交不安症にも試してみたということです。

2004年にやって，論文のほうは2006年に出ていますけれども，この考え方がうまくいくかどうかというオープンスタディを最初に行いました。エクスポージャーのやり方は工夫をして，短いエクスポージャーでやっていますが，プラセボとDサイクロセリンの間で，エクスポージャーの後の不安の下がり方に差があることがわかります。さらにフォローアップでも効果がプラセボとの間で大きくなっています。これはDサイクロセリンが，学習，記憶を固定させるというところに役割を果たしていて，その結果，1回のエクスポージャーが終わった後もプラセボと比べてさらにその効果が続いていることがわかります。また，治療前後だけではなくてフォローアップの時点まで見ると，さらに差が大きくなります［図❻］。

オーストラリアのグループが，それは間違いじゃないか，本当なのかということで批判的に研究をしてみましたが，間違い

表❶ 治療後とフォローアップ時の治療成績

Variable	D-cycloserine-augmented CBT (N=87)		Placebo-augmented CBT (N=82)	
	Mean	95% CI	Mean	95% CI
Global Illness Severity (SPD-S)				
Posttreatment	2.68	2.38-2.98	2.95	2.64-3.27
1-mo Follow-up	2.77	2.47-3.07	2.79	2.47-3.10
3-mo Follow-up	2.90	2.58-3.22	2.86	2.52-3.19
6-mo Follow-up	2.91	2.59-3.23	2.75	2.41-3.09
Social Anxiety Severity (LSAS)				
Posttreatment	39.19	34.79-43.59	42.44	37.94-47.03
1-mo Follow-up	39.59	35.15-44.03	40.42	35.79-45.05
3-mo Follow-up	40.71	36.01-45.40	40.91	36.01-45.82
6-mo Follow-up	42.63	37.63-47.63	40.58	35.34-45.82
	N	%	N	%
Response				
Posttreatment	80	79.3	67	73.2
1-mo Follow-up	72	74.7	67	75.6
3-mo Follow-up	70	73.6	63	70.7
6-mo Follow-up	69	70.1	59	74.4
Remission				
Posttreatment	80	34.5	67	24.4
1-mo Follow-up	72	33.3	67	28.0
3-mo Follow-up	70	29.9	63	28.0
6-mo Follow-up	69	29.9	59	28.0

Hofmann, S. G., Smits, A. J., Rosenfield, D., Simon, N., Otto, M. W., Meuret, A. E., Marques, L., Fang, A., Tart, C., & Pollack, M. H. (2013). D-cycloserine as an augmentation strategy of cognitive behavioral therapy for social anxiety disorder. American Journal of Psychiatry,170, 751-758.

ではなく，Ｄサイクロセリンの効果を彼らのグループも再現することができました。この場合，5セッションのCBTを行い，実際臨床で使うようなことではありませんが，少ないセッションというやり方をしたとしても，やはり効果が出てきたわけです。

私たちのほうでは，12セッションでしっかりしたCBTをやっています［表❶］。そこでプラセボとＤサイクロセリンのグループを比較しました。そして，12セッションのうち5回のエクスポージャーセッションがあって，その5回のセッションのときにＤサイクロセリンが投与されています。そして，Ｄサイクロセリンの量ですが，結核に対しては1日1,000mgを長期間飲ませることが普通ですが，今回は50mgだけ，ほんの少量をそれぞれ5回のエクスポージャーセッションの前に飲ませておくと

いうやり方です。そして，プラセボコントロールでは，量も少なく，患者さんも何を飲んでいるかを自分では感じられません。その意味では，二重盲検法の研究になります。

ここでは，プラセボのグループでも結構高いレスポンス・レートがあって73％です。Dサイクロセリンのグループのほうが若干高く79.3％になりますが，それぞれあまり大きな差はありません。ここで使ったCBTのテクニックはこれから説明しますけれども，相当詳しい丁寧なやり方をしています。今，示したようにDサイクロセリンでプラスできる部分が小さかったわけですが，それでもDサイクロセリンが何をやっているかは，それぞれのセッションで起こる学習の促進に見られます。図❼をごらん下さい。横軸にWeekと書いてありますがWeek 3〜7のところでエクスポージャーがあって，エクスポージャー前にDサイクロセリンを飲んでいます。5，6週あたりぐらいから，だんだんDサイクロセリンのグループのほうが不安の下がり方が大きくなっていって，それが続いていくことがわかります。

Dサイクロセリンの面白いところは，ほかの薬物の場合では効果がある人とない人が出てくるわけですけれども，Dサイクロセリンの場合には必ず効果があります。ただ，エクスポージャーのときの学習が強化されるという効果があるわけですけれども，問題はその効果の方向が全く期待しない反対の方向に行くときがあります。消去（extinction）のほうを強化するというのは確かにそのとおりですが，逆の方向に恐怖の固定化のほうも強化することがあって，恐怖を余計に強めてしまう場合もあります。言い換えると良いエクスポージャーをしていればその効果はとても強くなって良いのですが，悪いエクスポージャーの仕方をするとさらに効果が悪いというか，恐怖を植え付けてしまいます。

効果的なエクスポージャーというのはどういうことをしてい

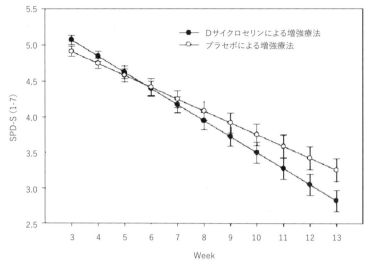

Hofmann et al. (2013), Am J Psychiatry

図❼ Social Phobic Disorders Severity Scale (SRD-S) 得点の変化

るかというと，エクスポージャー自体は，実際に過去の恐怖の記憶，人前で失敗した記憶というものを呼び覚まして再活性化させます。そして十分に再活性化させて，でも実はここでもう安全なんだ，前のように怖がることはもうないんだというセーフティー（安全）の手がかりも一緒にあり，エクスポージャーしているうちにもうこれからは大丈夫だと思えるようになります。それをDサイクロセリンが強化してくれるわけです。悪いエクスポージャーの場合ですと，前の残っていた記憶に十分な安全信号もなくて，さらに恐怖は昔のものも思い出して，新しいものもつけ加わって，さらにそれをDサイクロセリンがそれを強めてしまうことになります。

　最後に，例えば100から30というようにSUD（主観的障害単位）が下がったかどうかを見ています［図❽］。エクスポージャー

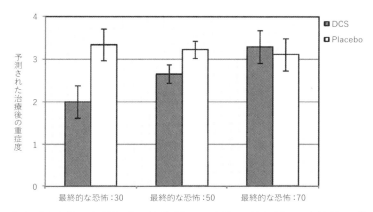

Smits, J. A. J., Rosenfield, D., Otto, M. W., Marques, L, Davis, M. L., Meuret, A. E., Simon, N. M., Pollack, M., & Hofmann, S. G. (2013). D-cycloserine Enhancement of exposure therapy for social anxiety disorder depends on the success of exposure sessions. Journal of Psychiatric Research, 47, 1455-1481.

図❽　SUDの変化に及ぼすDサイクロセリンの効果

の最後の恐怖の点数が30点と十分に下がった人で見ると，Dサイクロセリンの効果はプラセボと比べて不安の得点をずいぶん大きく下げていることがわかります。ところが，50点の人では，効果はあるが小さくなります。そして，エクスポージャーの後100から70とあまり下がっていない人では，かえってDサイクロセリンを使ったほうが不安が高くなっています。

つまり私たちに必要なのは，きちっとしたエクスポージャーができる良いセラピストを持ってくるか，それともこの人はエクスポージャーで不安が下がるというような予測ができる方法を用いるか，どちらかが必要になります。あるいは，先の研究ではDサイクロセリンをエクスポージャーする人全員に飲ませていたわけですけれども，そうではなくて，まずDサイクロセリンなしでエクスポージャーをやり，不安が下がってくると，その人にはDサイクロセリンの効果のあることが予想されます

社交不安症治療の最前線

ので，そのようなエクスポージャーに反応する人にだけDサイクロセリンを飲ませるという方法が考えられます。この点を調べようと，今，研究費を取って調べているところです。

予測（Prediction）

　どういうときにどのような患者さんが治療に反応するのかというのを，これから生物医学的なところから見ていこうと思います。この患者さんがこのような治療になぜ反応するのかという答えを手に入れることができると思うからです。もし予測できるようになると，どういう人にCBTを行うのか，あるいは薬物療法を行うのか，薬物療法の場合だったらどの薬を使うのか，CBTのどの技法を使うのかということが予測できるようになるといいと思います。

　予測研究にはさまざまあり，うつ病を対象としたものがもっとたくさんありますが，これから私たちの研究の中から，社交不安症について大変興味深い2つの論文について報告をいたします。

　最初の研究では，fMRIで頭を固定したまま，その目の前に図❾のような画像を提示します。画像には図の上にあるような5種類があります。お墓のような否定的な場面，中性の刺激，怒った顔，中性の顔，そして恐怖刺激です。そして，「この顔を前に見たことがありますか。見たことがあったらボタンを押してください」と単純な作業を行ってもらい，絵だけに注目してもらいます。それが終わってスキャンを一度行った後に，12回セッションのCBTを受けてもらいます。

　CBTが全部終わった後，独立した研究者が治療効果を判定します。そして最初に行ったスキャンの結果を見て，それぞれの顔，顔ではないが，恐怖を喚起するジョーズのような刺激を見

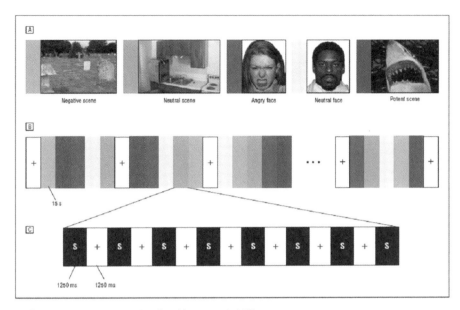

図❾ fMRIを用いた予測研究で使用された刺激

たときに興奮する部位と，その部位でどのように差があったかを見ました。その結果，脳の背側後頭葉の活性が高い場合に治療効果が高く，リニアな相関があることがわかりました［図❿］。

少し細かいところを見ると，後頭葉の楔状束核や海馬の海馬回のあたりの興奮が関係しています。顔や表情を処理する脳の機能部位ですので，そうしたところが関係していることはあまり驚きではないですが，私たちにとって驚きだったのは，そこの活動が高い人ほど，CBTの治療効果が高かったということです。

図⓫をご覧下さい。縦軸はLSASの下がり方を予測計算した数字です。そして横軸が実際のLSASの変化です。その相関は0.56です。この値は通常の予測研究で見るととても素晴らしい数値なので，私たちも驚いています。今fMRIを用いてやりま

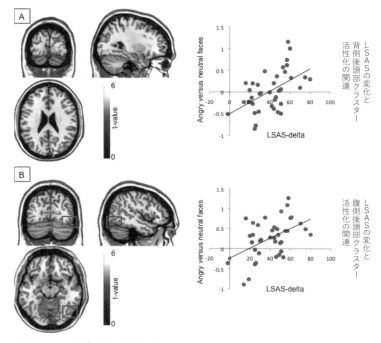

Doehrmann et al. (2013) JAMA Psychiatry.

図⓾　怒りと中性刺激に対する反応コントラストとLSASの回帰分析

　すというと，アメリカの場合だと1回のfMRIで何千ドルとかかってしまいます。CBTの効果があるかどうかを予測するために何千ドルもかけるというのは，あまり現実的ではありません。そこで，fMRIではなくて，MRIだったらもう少し安くできるかもしれないという研究を行いました。

　先程のものは，1時間以上の時間をかけて課題を行いながらのスキャンでしたが，今度は，ただ単純に数分間MRIの画像を撮るだけです。脳の構造を撮るのではなくて，扁桃体から神経のつながりが強いかどうかを見るというような画像を撮ってみ

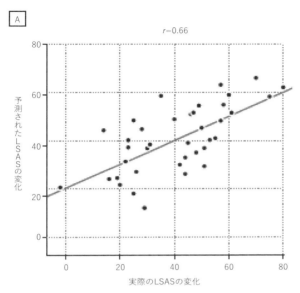

Doehrmann et al. (2013) JAMA Psychiatry.

図⓫　脳の活性化を見るとLSASの変化が予測できる

ました。特に前頭葉と扁桃体のつながりが強いと，情動のレギュレーション，コントロールがうまくいくということがわかっていますが，実際そのとおりでした。

　次のグラフは治療効果の分散を各変数がどのくらい説明できるかを示しています［図⓬］。グラフの一番左側にあるのは治療前のLSASのスコアです。治療前のLSASのスコアでは0.1ぐらいしか評価ができていません。次のDTI（Diffusion Tensor Imaging）は拡張テンソルイメージといって，脳内の結合を見る方法の1つです。こうすると，そのデータよりさらに上がってきます。扁桃体と前頭葉の接続・連続のところを見るとさらに上がります。さらにそれを組み合わせていくと，0.5～0.6ぐら

社交不安症治療の最前線

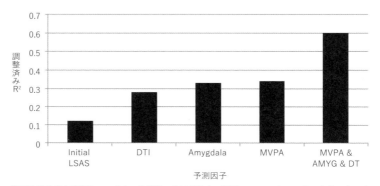

何が治療効果を予測しているか:治療前のLSAS得点,拡張テンソルイメージング(DTI),扁桃体(AMY),多重ボクセルパターン分析(MVPA),MVPAとAMYおよびDTIの組み合わせ
Gabrieli et al. (2015)

図⓬ 何がCBTの効果を予測しているか

いのところまでCBT治療の効果を予測できるようになりました。

先程とは逆になっていますが,縦軸が今度は実際のLSASの変化です[図⓭]。横軸は予測された値で,両者には0.6の相関係数があって,高い予測ができました。

修正(Modification)

図⓮は伝統的なCBTモデルを示しています。認知の評価から始まって情動の反応があり,回避行動があるという,認知療法の一般的なモデルです。社交不安症にはいろいろな人がおり,それは多様性のあるグループですが,今までの12セッションからなるCBTプログラムは全ての人に適合するものを作っていました。さまざまな要素が含まれていますが,どのような技法を用いているかを含め,簡単に説明しましょう[図⓯]。

社交不安症の方の場合,よく見られるのは,自分の社会的なゴール,目標というのが高いところにありすぎたり,不適切に

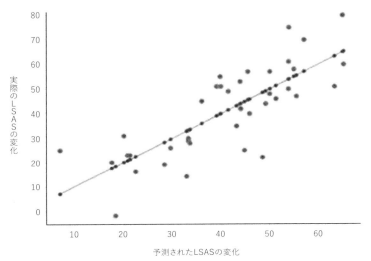

予測されたLSASの変化と実際の臨床的改善。$F_{(3, 31)} = 8.13$ $R^{2*} = 0.60$ $p = 0.000389$.

図⓭ 予測されたLSASの変化と実際の臨床的改善

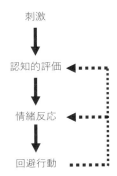

図⓮ 伝統的なCBTモデル

社交不安症治療の最前線

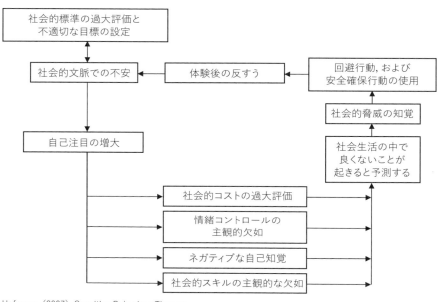

Hofmann (2007). Cognitive Behaviour Therapy
Hofmann & Otto (2008). Treating Social Anxiety. Routledge

図⓯ SADに特化されたCBTモデル

設定されていて，その結果適応した行動ができてないことがあります。私たちがやっているのは典型的なCBTで扱われてはいない方法ですが，社会的な災難とでも言える通常起こらないような最悪のシナリオを設定して，そういう場面で本人がどのように振る舞うか，そして，本人の目標や社会的なスタンダードといった，こういう場面ではこういうふうにすべきだというような考え方を変えようとするものです。

普通の社交不安症の治療で，例えば異性にデートを申し込むという場合ですと，どこでどうやってお願いをして，どのようなお店に一緒に行って，こんな挨拶の仕方をして，何かあるときにはこんなふうに言ってみようといったことを1つ1つ教え

ていくわけです。私たちはそのような普通のやり方をいたしません。実際に私たちがやるのは，どういうふうな誘い方をしなさいとは教えずに，例えば50人ぐらいの人がいるようなレストランに男性に行ってもらい，そこにいる女性50人に，「デート行きましょう」，「デート行きましょう」，「デート行きましょう」とやらせると，全員から断られてきます。51人目ぐらいには，もう断られてもいいよね，みたいな感じになってきます。

　また，ビデオフィードバックを使います。一般的に，社交不安症の方は自分に注目が向いています。自分が周りからどのように見えているかを考え，自分中心にものを考えていることが多いので，外側から見るようにします。例えばビデオを見ることによって外側から自分を見てみます。外の人間を見てみるよう視点の変化をさせます。また，最悪のシナリオを想定して実際にエクスポージャーをします。社交不安症の方は，社会的な失敗によるコストというのをすごく高く考えていますので，実際に最悪のシナリオを経験させて，たとえば50人連続で女性から断られて，「あんた，キモイ」と言われても世界は進むということを覚えてもらいます。

　さらにネガティブな自分を鏡で見てもらって，それにエクスポージャーをし，自分についてのネガティブなイメージというものにも慣れてもらうようにします。最悪のシナリオをという社会的な失敗場面に対するエクスポージャーのところも，いろいろ自分で仮説をつくっています。こんなふうではないか，こんなふうではないかというふうに考えていますから，自分の仮説が適切かどうかを実際に試すことにもなりますし，エクスポージャーを行った時の安全確保行動を変えていくということも可能です。

　今述べた治療はもう少し大きな研究で報告していますが，治療反応して良くなったという人が70〜75％います。さらに私ど

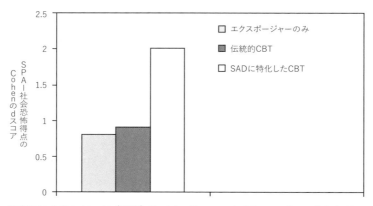

Hofmann & Scepkowski (2006). Social self-reappraisal therapy for social phobia : Preliminary findings. Journal of Cognitive Psychotherapy, 20, 45-57.

図⓰　SADに特化したCBTの効果

もがスーパーヴィジョンをしていると治療反応率が80％台にいくこともあります。図⓰は，3つの治療法の効果サイズをまとめたものですが，左側がエクスポージャーだけのもの，真中が伝統的なCBT，右側が私たちが疾患の問題に合わせて行っているCBTですが，社交不安症の問題に合わせて行っているCBTでもっとも効果が大きくなっていることがわかります。David Clarkも私たちのモデルと同じことをやっています。また，Richard Heimbergも伝統的なCBTとの組み合わせでやっているということを聞いています。

おわりに

まとめに入ります。CBTの増強療法という点から，薬物療法を使うことによって消去をさらに強めることができるわけですが，一方，誰でもうまくいくわけではありません。ただ，それ

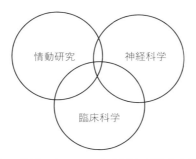

図⓱　3つの研究の協働によって不安症研究が進化する

を使うことによって今まで考えられなかった新しい治療法を考えることができると同時に，治療のメカニズムについても新しい考察が得られることになります。

次に，fMRIを使うことによって，被験者は単純に絵を見ているだけという単純な方法によって治療の効果を評価することができることがわかりました。神経科学の進歩も大きくCBTに影響を及ぼしています。

最後にこれら3つの方法を組み合わせることによって，さらにCBTの研究，不安症の研究が進むものと考えています［図⓱］。

座長：ホフマン先生，どうもありがとうございました。まさにその最後のスライドが象徴するように，これからのテーラードCBT，今後の発展に向けてのお話だったと思います。

社交不安症の臨床
評価と治療の最前線

【指定討論】

2つの要因がまだ……
ホフマン先生の講演への
コメント

Two Factors Are Still Missing:
Comments on Dr. Hofmann's Lecture

坂野 雄二
Yuji Sakano

CBTの効果

こんにちは，坂野です。よろしくお願いいたします。それでは，今のホフマン先生のお話に対する指定討論ということでコメントをさせていただきます。

このスライドは2012年にホフマン先生が発表された論文ですが，2000年から2011年までのCBTのメタアナリシスの論文のメタアナリシスです［図❶］。全部で269のメタアナリシス論文にどのような傾向があるかを見たものです。この中でCBTの効果をメタアナリシスした269の論文を見てみる（メタメタアナリシスです）と，今日のテーマである不安症に関して，CBTが有効な治療法であるということを結論として出されています。

一方，これは2015年，Psychology Bulletin誌に発表された，1978年～2013年までのメタアナリシスを展望した論文の中でこ

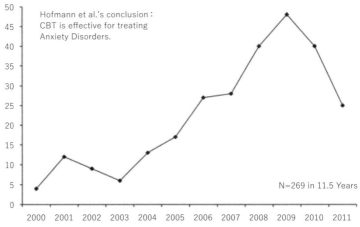

Number of Papers on Meta-analysis of the effectiveness of CBT (2011 includes papers published untill Sep) (Hofmann, S. et al., Cog Ther Res., 36 (5), 427-440, 2012)

図❶ 認知行動療法のメタアナリシス

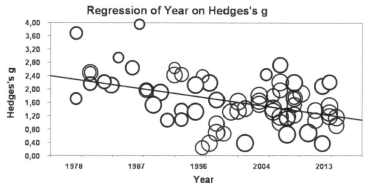

2015CIs effectiveness of CBT for Anxiety Disorders also over-estimated?
(Johnsen, T.J. & Friborg, O. 2015, Psychol Bull., 141(4), 747-768)

図❷　うつ病へのCBTの効果は過大評価されているか？

ういうことが指摘されています［図❷］。Hedgesのgで示される効果サイズの推移を示したものです。これはうつ病に対するCBTの効果サイズの変化ですが、これを見ると明らかに年を追うに従って、効果サイズはだんだん小さくなっていることがわかります。どうしてこういうことが起きたかという議論はまた別にありますので、ここではいたしませんが、CBTの効果が評価されすぎているのではないかというコメントが出されています。

また、Guardian誌というイギリスの雑誌の電子版に、CBTの効果に対する疑問を挙げた記事が出ていましたが、同様に、不安症に対するCBTの効果が評価されすぎているのではないかという議論がどうしても出てきます。

そういう中で、今日、ホフマン先生がおっしゃられた増強療法（augmentation）をどうしていくか、CBTの結果をどういうふうに予測（predict）していくか、症状に合わせていかにモディファイしていくか、患者さんに合わせたテーラードプログラム

をどうやって作っていていくかということは，実を言うとCBTの効果を考えるときの，まさに今日的な課題であると言えると思います。そういう意味で今日の先生のお話は，非常に示唆に富む内容を含んでいたのではないか，あるいはこれからの方向を予測してくれるような情報提供をしていただけたのではないかと考えます。

社交不安症をとり巻く2つの問題

ところが，もう2つほど一緒に考え合わせてもらえないかと思います。1つは，SADにはやはりサブタイプがあるだろうと思います。いわゆる全般性のSADと非全般性，あるいはスペシフィックなSADです。それから回避性パーソナリティ障害との識別，あるいは併存という問題。そして，いわゆる対人恐怖症のような，文化の影響を受けているのではないかといわれるようなもの。これはサブタイプと考えるかどうかはまた議論がありますけれども，こういうサブタイプの問題をやはり考えていかないとだめだろうと思います。ですから，サブタイプを考えたときに同じように増強療法を考えることができるのかどうか，あるいは結果を同様に予測することができるのかどうかというところは，議論していかなければならないのではないかと思います。

もう1つは，SADは基本的に社会的文脈に依存している不安症の問題であります。ですから，おそらくパニック症なんかとはちょっと違ったタイプなのかというふうにも思うわけです。明らかに社会的文脈，あるいは社会的状況の中で生じている不安症の問題であると考えると，やはり社会的文脈を文化的な文脈というふうに置き換えてみることができるかもしれません。サブカルチャーまで含めたとしてカルチュラル・コンテクスト

を考えた中で，同じくCBTの増強療法，あるいはCBTの結果の予測が可能であるかどうかというところは，やはり考える必要があるのではないかと思います。ですから，テーラードCBTモデルということを考えたとき，先ほど先生がおっしゃられたように特定の症状，特定の問題に対するテーラードプログラムに留まらず，文化的な背景の違うところで同じようにテーラードCBTモデルができるかどうかということは，これからやはり検討していく必要があるのではないかと思うわけです。

社交不安症の文化的な影響

まずは，バッグラウンドとして，精神病理における文化的な影響について，本当にうまくまとめられている松見淳子先生の論文から引用させていただきます［図❸］。その中では，社会的な文脈，あるいは文化的な文脈を考えるときに，文化相対主義で考えるか，もしくは文化普遍主義という文化に共通したものを強調していこうとするかという，2つのモデルがあることが指摘されています。こういう2つのモデルを考えると，いわゆる文化相対主義の立場からSADを見るのか，あるいは文化普遍

文化相対主義	文化普遍主義
◆苦悩について考える際，文化固有の意味を考える。 ◆障害の分類に関して，文化特有のものを考える。 ◆精神療法を考える時，文化の役割を強調する。 ◆文化固有の精神療法を提供する。	◆障害に共通する生物学的医学的モデルを考える。 ◆文化を超えて利用することのできる診断基準を標準化する。

図❸ 精神病理に及ぼす文化の影響（Tanaka-Matsumi & Draguns, 1997）

主義の立場からSADを見るのかで、先ほどの視点はちょっと変わってくるのかと思います。

　私たちのさまざまな精神病理が文化的な影響を受けていることは言うまでもありません。ですから、文化相対主義の観点から言うと、私はこれを殊さら強調するつもりはありませんが、例えば日本の文化的な文脈の中で、SADがそれなりの表出のされ方をされているのではないかという見方が成り立つでしょう。一方、文化普遍主義の立場から見ると、基本的な生物学的な仕組みは同じであり、発症や治療の仕組みは同じだという、共通の原理原則で理解できるという見方があるわけです。これらをどのように折衷していくかというのは、やはりSADの問題を考えるときに非常に大切ではないかと思います。

データからみる不安の構造

　私たちは、児童期の不安の構造を調べてみました。先般の日本認知・行動療法学会で招待講演されたオーストラリアのSusan Spence先生が作成されたSCAS（Spence Children's Anxiety Scale）と呼ばれる不安尺度（Spence, 1998）を用いて、Spence先生らのデータセットと全く同じ方法でデータを集めました。義務教育の学齢期の不安の因子分析結果を見てみると、もともとのSCASの因子の中で、1つの不安の因子として社会恐怖が入っています。また、パニック、分離不安、社会恐怖、外傷性恐怖、強迫症状、全般性不安というように、ほぼDSMに対応した因子が抽出されています。

　日本のデータで見ると、これは小中学生のデータですが、社会恐怖に該当する因子は抽出されず出てきません（Ishikawa & Sakano, 2001）。ところが、高校生でデータを調べてみると面白いことに、スピーチ不安と社会恐怖の因子が別々に出てきます

（Sakano, 2001）。ですから，パニックの問題，スピーチ不安，社会恐怖，それから強迫症状，それから孤独恐怖，単一恐怖というような因子が抽出されました。これを見ると，同じ不安であってもやはりカルチュラル・コンテクストによって微妙に表現のされ方が違う，あるいは子どもたちが感じている不安の中身が違うということがわかります。

　それからもう1つ，対人恐怖症に目を向けてみます。対人恐怖症は，森田によって体系化されたとも言われていますが，欧米でもかなり注目されております。私の臨床経験の中でも，典型的な対人恐怖症の症状を示すイギリス人の方や，フランス人の方がいらっしゃいました。対人恐怖症が果たして日本の文化に根ざすものなのか，文化的に普遍的なのかという議論を私たちは考えていく必要があるのではないかと思うわけです。

　そこで私たちは社交不安症と対人恐怖症に関するデータをイギリスと日本で比較してみました。イギリスのデータはロンドンで取り，日本のデータは私がいます札幌と，それから東京と岐阜の3カ所でデータを集めました。それで対人恐怖症とSADのさまざまな症状を測ることのできる尺度のスコアを2つの文化で比較してみました。そうしたところ，図❹に示すようなLSASの得点，SIAS（Social Interaction Anxiety Scale）の得点，そしてKleinknechtらの対人恐怖症のスケール（TKS）の得点が得られました。これを見ると，日本では若干女性のほうが得点が高いものの，LSASもSIASもTKSも性差はありませんでした。ロンドンでのデータでは，明らかに性差があり，男性よりも女性のほうがLSAS，SIA，そしてTKSの得点すべてが高くなっています。また，2つの文化で比較すると，日本のほうが相対的に得点は高いという結果になっています。

　もう1つ，いわゆる自己解釈というのでしょうか，セルフ・コンストルアルという概念です。これは定訳がなくてどうも困

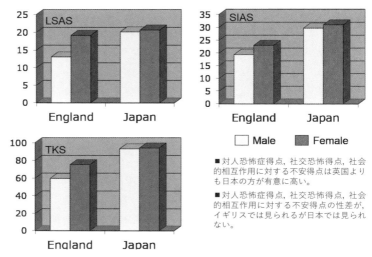

Sakano, Essau, Sasagawa, & Chen: 2007 Paper presented at the 5th WCBCT, Barcelona.

図❹ 社交不安・対人恐怖の日英比較

りますけれども,どのように自分自身を理解しているかという概念で,インディペンデント・セルフ・コンストルアルというものとインターディペンデント・セルフ・コンストルアルという概念があります[表❶]。言ってみると,社会的文脈から独立しているというように自分自身を理解するか,あるいは自分が社会的文脈に結び付いているというように自分自身を解釈するかという違いです。わかりやい例をあげると,セルフ・エスティームは,「インディペンデント」なケースでは,自分をどういうふうに表現することができるかということがセルフ・エスティームの元であり,一方「インターディペンデント」,相互に依存しているという自己解釈では自分自身がどうやって社会に適応していくか,合わせていくかというのがセルフ・エスティームの中心になっているというような,対立的な概念です。

表❶ 2つの自己解釈

	独立的	相互依存的
定義	社会的文脈から独立	社会的文脈との結合
構造	跳躍を好む，単一的，安定的	融通性に富む，可変性
特長	内的志向，個人志向の能力	外的志向，公的な役割
課題	独創的，自己を表現する，自らの目標を達成しようとする，直接的	社会に所属する，適合する，自らの適切な場所を確保する，他者の目標達成を促進する，間接的
他者の役割	自分を評価する，社会的な比較の重要な対象	自分のあり方を考える，文脈の中での他者との関係が自己を決めると考える
自存感情の基礎	自分を表現する能力	適応する能力，自己抑制する能力

　これらと社会恐怖，社会的相互作用に対する不安，対人恐怖傾向，そして否定的評価に対する恐れとの関係を調べてみました［図❺］。パスを引いてみると，日本のデータセット，イギリスのデータセットで反対方向性が見られました。日本では相互依存的な自己解釈がそれぞれのSADの症状に関係する得点にプラスの影響をして，独立的なものがマイナスに影響していました。イギリスのデータではそれが全く逆の関係になっているということがわかりました。

　SADに関わるさまざまな問題は，全てではありませんが，何らかの形で文化によって規定されているのだと思います。標準的なCBTはやはりある意味ではユニバーサリストの見方ですが，それをベースにして，文化に適合したテーラードプログラムがこれから作れるかということを，やはり考えていく必要があるのではないかと思います。

　まとめとして，2つの意見を挙げますと，1つはやはりサブタイプにかかわらずCBTの効果を増強し，結果を予測することができるかどうか，そしてそれをどのようにやっていくかという点です。もう1つは，文化的な，あるいはサブカルチャーとし

◆ 自己解釈の仕方が，日本とイギリスではSADと対人恐怖傾向（TKS）に逆の影響を及ぼしている。

イギリス：独立的な自己解釈はSADとTKSの症状を増大させ，相互依存的な自己解釈が症状を緩和する。

日本：独立的な自己解釈は症状減少と関連し，相互依存的な自己解釈は症状を強めている。

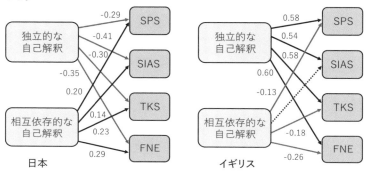

Sakano, Essau, Sasagawa, & Chen: 2007 Paper presented at the 5th WCBCT, Barcelona.

図❺ 日本とイギリスにおける自己解釈とSAD，TKS

てのコンテクストを考えたときにどうやってCBTの効果を増強し，CBTの効果を私たちは予測できるのかという点です。先ほどお示ししていただいたデータに加えてこのあたりを考慮していくことで，また新しいアイデアが出るのではないかというふうに考えた次第です。

　ということで私のディスカッションの材料を閉じたいと思います。どうもありがとうございました。

座長：坂野先生，どうもありがとうございます。これにホフマン先生から，さらにコメントをいただけると大変ありがたいのですが。

ホフマン：文化が大切ということについては同意をいたします。私からするとサブカテゴリーの問題ですけれども，DSM自体が私たちの進歩を妨げているというふうに感じます。DSMは，要はこんなふうにしようというふうに話し合いで決めてカテゴリーで分けていくわけですけれども，そのカテゴリーに従っていく限り，なかなかもうこれ以上の進歩がありません。私たちがこれから疾患を分類していくときに，今日お話ししたようにもっとその神経科学や新しい領域で，主観的に精神科医が診断基準でやってこんなふうに区別したというのではなくて，もっと違う基準で，またその次元（dimension）を入れたような考え方で分けていかないとこれ以上の進歩はないと思っています。

つまりサブカテゴリーというのは，普通はDSMで書いてあるサブカテゴリーですから，DSMの場合には診察をして患者さんがここでイエスと答えて，イエスと5つ答えたという形で診断基準を作るわけですが，もうそれは医学を見ても，もうそろそろ終わりだと思います。やはり今日お話したような，もっとほかの検査であるとか，ほかの方法を用いて患者さんをカテゴリー化していくような方法が必要だと思います。

今，実際にアメリカでもそろそろもうDSMは終わりだということで，DSMを捨てて，こういう時限的なアプローチであるとか，神経科学の診断をもう少し持っていこうというようなアプローチが始まっています。同時に，あまり単純に考えすぎて脳のここのところが興奮しているからどうだとか，こことここがこうつながっているからというふうに，ここの部分だけでこうして脳内の神経細胞がつながっているというところだけで社交不安症を解釈していくというのはもちろん誤りなので，もっと人間はこういうところだけではなくて，社会の周りや皆さんとつながっているという，そういう文化

的な今日のコンテキストの話も考えていく必要があると思います。

　今日，坂野先生がおっしゃったみたいに，もっと文化というところにも注目していく必要があるわけですが，なかなかそちらの研究は進んでいません。やはり西欧的にクリアにこうして分けていくというところに私たちが重きを置きすぎて，例えばこの質問紙だけでやっているときがあるわけですね。質問紙だからこうして答えたからこうだというふうにやっていますが，もっと複雑な要因も考えていく必要があると思います。

　例えば森田療法の話が出てきましたけれども，私も最近ACT（Acceptance and Commitment Therapy）を最初に見て，これは何だろうと思って，もう少しACTについて知ろうとしているうちに，もう一度，森田療法のことを見ると，何だ，森田の言っていることとACTと一緒ではないかと。私たちが何か新しいものを発見したと言うと，昔から車輪というものがあるのに，まるで私が車の車輪を新しく発見しましたみたいな，そういう再発見ばっかりやっているところもあるので，そういうことをせずに，もっとほかのもの，過去からあるものにも目を向ける必要があると思います。第三の波というのは森田の波と言ってもいいわけですね。

座長：どうもありがとうございます。少し時間は過ぎていますけれども，非常にエキサイティングな議論だと思いますので，フロアの先生方から何かコメントをどうぞ。貝谷先生。

質問1：ホフマン教授，どうもありがとうございました。坂野先生の話ですが，僕は先ほど話しましたように私の頭の中には対人恐怖症はないです。というのは，一番簡単に薬で治療

できるからです。ほぼ完全に治療できます。それこそ，まさに今ホフマン教授が言われた神経科学的なアプローチを示しています。薬で反応するかどうかというのが，まさに神経科学ですよね。ですから，僕は，あんまり対人恐怖を云々することはもう過去の遺物をいじくるだけだろうというふうに思っております。どうぞよろしく。

坂野：私は対人恐怖を見直せと言っているのではなくて，私も臨床心理学者のほうではどちらかといえば，たぶん文化普遍主義の立場を基本にしているのだと思います。ですから，病態を理解する，あるいはどういう仕組みで起きてくるかというところを考えるときには，私はおそらく文化普遍主義の発想で説明がつくと思います。しかし，それはリサーチというところでは非常に面白いですけれども，実際の治療的文脈を考えると必ずしもそうではありません。

　先生と一緒に仕事をさせていただいて感動しているところは，貝谷先生は本当に薬物療法で攻めますが，患者さんが先生にものすごくくっついてきます。最初，私はそれが不思議で仕方がありませんでした。何でこんなにたくさん薬を出されて，なおかつ，この患者さんは先生にくっついていくのだろうかと。そこのところは私自身もいろいろ病気をして気づきましたけれども，先生は実を言うと，薬で治療しながら，基本的にその患者さんがどういうふうに自分の生活の中で体験しているかというところに対する，的確なエンパシーとアドバイスがあります。その辺はクリニカル・ティップス（臨床の知恵）です。これは文章に出てきません。データに出てきません。それがやはりある意味では名人芸として見られるわけです。

　それは今日の話で言うと，やはりその人が住んでいる，そ

の人なりのサブカルチャーの中でその人が改善していきます。そこを私たちはやはり臨床家としてもっと見ていかないとだめです。臨床家として普遍主義の立場に立つと結局，患者さんを見ずに脳みそだけ見ているみたいな。ですから，そういう意味で私はやはり研究者としての普遍主義，あるいは実践家としての相対主義者というところは，これから特にSADに関してはうまくブレンドしていく必要があるのではないだろうかと思います。その材料として対人恐怖症を取り上げたというような話です。

　それであと，これはホフマン先生に対する意見ですけれども，アメリカですといわゆるエスニックバックグラウンドと，それからアカルチュレイション（文化的適応）のプロセスでおそらく見ていくと，SADのサブタイプや文化の影響というのは面白いかというふうに思います。

ホフマン：まとめますと，今，先生のおっしゃったことにどうしていくということですが，社会的なこういう不安というのは，その進化的なところで言うと大変意味があります。私たちというか，人間だけではなくて，社会的な動物も社会的な中で生きていかなくてはいけないので，ある意味，社会的な不安というものが，社交不安というものが基本的に働いているところもあります。なぜ人から避けていくのか，そうして遠ざかっていくのかというところは十分に説明がつかないところはあるにしても，不安を感じること自体は必要であろうと思います。動物のモデルを見ていくと不安モデルといったものがあって，それ一つ一つは人間の行動を説明するときに役に立つわけだけれども，また一歩こうして大きく離れて，自分をどう考えるか，自分の位置はどうなのか，自分は一体どういうところの人間なのかというふうになってくると動物

ではわからない。自分がどこに所属して，何人なのか，そうしたところまで含めていくと社会的な研究は必要になるわけですが，まだまだそこは難しくて，これから研究を必要とするところだと思います。

座長：ほかの方？　どうぞ。

質問2：今の文化的な話で，これはよく言われますが，アメリカですとどうしても自分の主張をするということが必要です。人前に出てて，こうして発表するということが学校の中でも教育されているわけです。日本ではなかなかそうではなく，人の話をよく聞くことと控え目にということを教育されたりします。そうしたところが社交不安症の研究ではどうでしょうか。

ホフマン：そういう文化の特徴で言うと，やはり日本とか東洋のほうでは，集団主義，社会に帰属するというところが強くて，そしてヨーロッパやアメリカだと個人主義というのが強いので，そうしたところは社交不安症に影響すると思います。
　この文化の違いというのは比較するのはとても難しいところがあって，まるでリンゴとオレンジを比較するようなものです。はっきりわかっているのは，それぞれの国ごとに社交不安症の有病率がずいぶん違うということで，それは確かにそうです。また私たちのやっているところで，アメリカは多文化の社会なので，いろいろなバックグラウンドを持っている人たちの研究をしてみようというのが進んでいます。
　4種類の民族について，アフリカ系の黒人，アジア系，白人，それからヒスパニックですが，4つのグループで不安症全般で見ていくとアジア系が一番少ないですね。白人が一番

高いです。アフリカ系とヒスパニックが真ん中にありますが，ただPTSDではアフリカ系がとても多くなります。こういうふうに有病率に差があります。

ここで，またそれぞれの民族でも白人化するというか，日本人なら日本人が祖先だけれども，どんどん白人化していく人たちもあると，また上がってくるというのもあります。それからやはり人種差別というのがありますから。レイシズム。そういう差別を受けていて，また不安を感じるというのもあります。そこの要因もあるわけです。こういう今のところだけで見ると，そのグループの中のつながりが強いです。アジア系はやはりグループ同士のその中のつながりが強いので，そうすると不安症やそういうところの有病率が低くなっているだろうと思われます。白人の場合，個人主義というのが今度は社会的な孤立や寂しさにつながって，不安症やそういう疾患を増やすことにもなります。

座長：もう一方ぐらい，いかがでしょう。海老澤先生，ボストンのつながりで何か。海老澤先生，ボストンに3年間留学されていたのですかね。

質問3：やはりバイオロジーに興味があります。Dサイクロセリンを使って，SADの治療に有益だということを突き止められたというところに非常に感銘を受けました。最初にDサイクロセリンを人に出して，そこでCBTを使って，差を見ようという発想のその最初のところ。そこはどういうところで，ある意味では非常にジャンプする研究をされようと思いつかれたのか。そこを伺いたいと思います。

ホフマン：もともとその前に動物，ラットの脳のこの部分に注

射をするとどうだとか，このリセプターにするとどうだとかいったDサイクロセリンを使った研究があります。そこで消去学習，学習がどのように変化するかというのがすでにありました。それが元にあります。

　動物における消去学習と不安の条件付けを消去する学習ですが，それに対して効果があるとすると，人間のエクスポージャー療法も結局，不安の消去にかかるわけですから，それにも効果があるのではないかと思ったわけです。逆に言えばエクスポージャーというのは，消去学習が中にコンポーネントとして入っているわけです。いわゆるトランスレーショナルリサーチ，その基礎的な動物実験研究が人間にも応用できたというトランスレーショナル研究の一番いい例の1つだと思います。

座長：では，時間もだいぶ過ぎましたので，このセッションを終わりにさせていただきます。ホフマン先生，坂野先生，どうもありがとうございました。

社交不安症の臨床
評価と治療の最前線

社交不安症について

小山 司
Tsukasa Koyama

座長：では続いて，SADシンポジウムということで，本日は北海道大学名誉教授の小山司先生にご講演をお願いしております。大変ご高名な先生でございますので，改めてご紹介ということは大変僭越ではございますが，簡単に小山先生のご略歴をご紹介させていただきます。

　小山司先生は，現職は北海道大学名誉教授と医療法人重仁会大谷地病院の臨床研究センター長をお務めでございます。昭和48年に北海道大学医学部をご卒業後，市立旭川病院などの勤務を経られ，昭和52年から北海道大学病院の助手から教員を務められました。海外のご経験としては，米国シカゴ大学の助教授あるいは米国ケースウエスタン・リザーブ大学の客員准教授などを経られ，平成5年から北海道大学教授になられたとお聞きしております。

　所属学会でございますが，第100回日本精神神経学会の会長を務められ，それ以外にも多くの学会の監事職や名誉会員でいらっしゃいます。現在はWHOの生物学的精神医学研究協力センター長，それ以外にも中国医科大学の客員教授，上海第二医科大学の精神医学教室顧問教授，そして先進医薬研究振興財団の理事などをお務めでございます。

　また先生は，ご生涯でたくさんの論文をお書きになっておられます。1987年に『The American Journal of Psychiatry』にセロトニンとうつ病患者さんに関するご研究を発表されたことをはじめとして，セロトニンと精神疾患に関する英語の教科書もたくさん執筆されています。

　本日は小山先生に「社交不安症について」というタイトルでお話をいただきます。では小山先生，宜しくお願い致します。

はじめに

　ご紹介をいただきました小山でございます。ただいま清水先生から大変ご丁寧なご紹介をいただきまして恐縮しております。本日，社交不安症についてのお話という機会をいただきまして，貝谷先生をはじめここにお集まりの先生に心から厚く御礼を申し上げます。

　私は，この八ヶ岳シンポジウムには10年以上も前にお呼びいただき，確かコンサートホールだったと思いますが素敵な建物の中で，一日掛けて様々な興味あるディスカッションをした記憶がございます。その後，本日の17回に至るまで続いていたということは，ついぞ私は知りませんでした。これは，貝谷先生のお人柄ご人徳でもありますでしょうし，本日お集まりの皆さんが共通の目標を持たれて，この活動を続けてこられたことに大変敬服致します。このような活動が，日本不安症学会のような学会を立ち上げることにも繋がっていると思います。さらに，それぞれの啓蒙活動をはじめ，様々な研究に対する所見報告をされまして，大きな社会貢献に至っているということに，心から敬意を表したいと思っております。

　本日は「社交不安症について」ということですが，実は（2015年の）10月30日に厚労省の薬事・食品衛生審議会，医薬品第一部会におきましてエスシタロプラムの社交不安症に対する効能追加が承認されたということがございました。よって本日の内容は，社交不安症に対するエスシタロプラムの臨床試験の結果や考察などもご紹介させていただきたいと考えております。

SADの疫学と治療

　さて，本日お集まりの皆様は社交不安症についての基本的なことは熟知しておられると思いますので，前半は簡単に流したいと思います。社交不安症とは，他人の注視を浴びるかもしれないような社会的状況または行為をするという状況に対する顕著で持続的な恐怖を基本としています。そのような状況に暴露されたときには，ほとんど必ず不安発作が出てくるといったようなこと，そしてその恐怖が過剰であること，または不合理であることを認識しているのにもかかわらず，この不安発作をコントロールすることができません。そのために，こういう恐怖を惹起するような社会的状況または行為をする状況を回避しようとする，または強い不安や苦痛を感じながら耐え忍んでいます。結果として，正常な毎日の生活習慣や職業上の機能，または社会活動または他者との関係が障害をされており，その恐怖症があるために著しい苦痛を感じ，個々の人生に大きな影響を与えるという病気です。

　疫学調査の結果から，社交不安症は有病率の高い病態であるということが分かっております。米国における各不安症の有病率の結果を示しておりますが，生涯有病率が12.1%，12カ月の時点有病率が6.8%です［図❶］。また，日本における生涯有病率は1.4%であり，欧米と比較すると低い値です［図❷］。この差異については色々な考察がありますが，日本の社会構造あるいは社会的な様式が，徐々に欧米型に近づいているといったことから，社交不安症の方が将来的により表面化してくるのではないかと私自身は推測しております。

　次に，社交不安症の受診率や診断率につきましてご紹介します。受診率に関しては，併存疾患のない社交不安症の生涯受診率がわずかに4%であるのに対して，うつ病などの精神疾患が

【方法】2001年から2003年の間に18歳以上のアメリカ在住者で英語使用者に対し面接インタビューを行った調査症例9289例をもとに解析

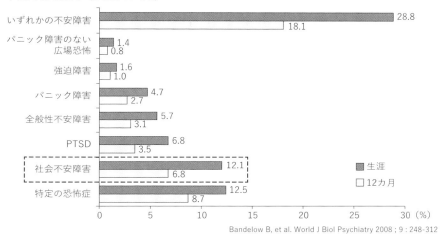

図❶　米国における各不安症の有病率

併存している場合では30%程度になるということです。また診断率に関しても，半構造化面接の実施の有無によってずいぶんと異なってくることが分かっています［図❸］。日本不安症学会が中心となって社交不安症の啓蒙を展開し，疾患に対する情報が国民に行き渡っていると思いますが，いまだに社交不安症そのものを主訴として治療に訪れるという患者は少なく，うつ病などの併存疾患が合併したようなときに初めて治療現場を訪れるのが実情です。よって「認識されずに治療されなかった重大な障害」というふうに考えられており，この疾患に対する社会的な理解を高めていくことが必要であろうと思っております。

　社交不安症の治療アルゴリズムとしては，第一選択としてSSRIあるいはSNRIで治療を開始し，効果不十分な場合には他

【方法】世界精神保健（World Mental Health, WMH）調査に参画した疫学研究。
複数の調査地域から無作為に抽出した国民サンプルについて，こころの健康やその関連要因・危険因子等についての構造化面接を実施し，精神障害（気分，不安，物質関連障害）の有病率，社会生活への影響等を検討。4,134名（平均回収率55.1％）の面接データを収集し解析した。

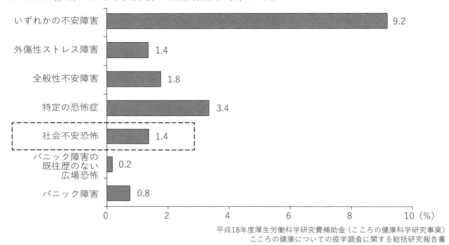

図❷　本邦における各不安症の有病率

受診率
- 海外の疫学調査
  - 併存疾患のない社交不安症の生涯受診率：4.0％
  - 気分障害など精神疾患の併存がある場合：30％程度
- 社交不安症のみ罹患した患者の受診率は低く，併存疾患を発症して初めて受診にいたるケースが多い。

診断率
- 海外の調査（うつ病患者の社交不安症の併存率を調査）
  - 半構造化面接を用いて診断した群：32.7％
  - 半構造化面接を用いないで診断した群：2.1％

山田武史，中込和幸，社交不安障害（SAD）の障害，Comorbidity，診断．臨床精神薬理．2010 ; 13 : 705-710.
Magee WJ, Eaton WW, Wittchen HU, McGonagle KA, Kessler RC. Agoraphobia, simple phobia, and social phobia in the national comorbidity survey. Arch Gen Psychiatry. 1996 ; 53 : 159-68.
Zimmerman M, Chelminski I. Climician recognition of anxiety disorders in depressed outpatients. J Psychiatr Res. 2003 ; 37 : 325-333.

図❸　社交不安症の受診率，診断率

表❶ 生物学的精神医学会世界連合（WFSBP）治療ガイドライン

分類	一般名	エビデンス分類	推奨水準	成人における1日推奨用量
SSRIs	エスシタロプラム	A	1	10〜20mg
	パロキセチン	A	1	20〜50mg
	セルトラリン	A	1	50〜150mg
	フルボキサミン	A	1	100〜300mg
	Citalopram	B	3	20〜40mg
	Fluoxetine	D	5	20〜40mg
SNRI	ベンラファキシン	A	1	75〜225mg
ベンゾジアゼピンなど	クロナゼパム	B	3	1.5〜8mg
抗てんかん薬	ガバペンチン	B	3	600〜3600mg
可逆性モノアミン酸化酵素A阻害薬	Moclobemide	D	5	45〜90mg

国内未発売薬は英語表記とした。
Bandelow B, et al. World J Biol Psychiatry 2008 ; 9 : 248-312 より作表

のSSRIあるいはSNRIへ変更するとされております。日本ではフルボキサミン，パロキセチンの2剤が承認されていますが，今後はエスシタロプラムが追加されて3剤となります。ちなみに米国ではパロキセチン，セルトラリン，ベンラファキシンという3剤，欧州ではパロキセチン，エスシタロプラム，ベンラファキシンという3剤が承認されております。

また，生物学的精神医学会世界連合の治療ガイドラインでは，エビデンスレベルがAとして紹介されているのはSSRIやSNRIということになっております。それ以外ではベンゾジアゼピン系のクロナゼパム，抗てんかん薬のガバペンチンなどがございますが，エビデンスレベルとしてはBとして紹介されています［表❶］。

恐怖条件付けにおけるセロトニンの役割

　さて，この辺で恐怖条件付け（conditioned fear）におけるセロトニンの役割についてご紹介しましょう。恐怖条件付けは，パブロフの古典的条件付けを基本原理とした単純な恐怖モデルでございます。こちらはラットを用いた恐怖条件付けに惹起されるすくみ行動（freezing）の実験ですが，ラットは1匹ずつショック箱の中でフットショックを受けます。フットショックから数日後，ラットは再びショック箱の中に1匹ずつ置かれますがフットショックは受けません。しかしラットはすくみ行動という防御行動を示すようになります。これはフットショックを受けた箱の文脈（context）に対して形成された条件刺激ということになります［図❹］。

　こちらはアメリカのLeDouxらの研究者たちが明らかにした恐怖条件付け関する神経回路網を分かりやすく図示したもので

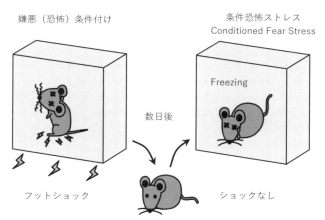

井上猛，小山司：Conditioned fearにおけるセロトニンの役割．日薬理誌，125 ; 385-388，2005．

図❹　条件付けられた恐怖に惹起されるすくみ行動（freezing）

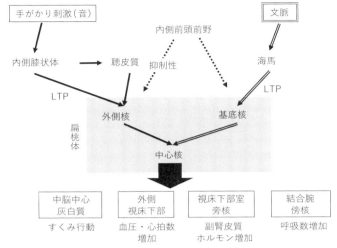

井上猛:不安障害の薬物療法, 精神経誌, 114;1085-1099, 2012. より改変

図❺ 恐怖条件付けの神経回路

ございます。文脈に対する恐怖条件付けでは文脈の情報は扁桃体基底核に入力され、さらに恐怖反応を引き起こす出力が扁桃体中心核から様々な神経核へ伝達されます。中脳中心灰白質はすくみ行動を、外側視床下部は血圧上昇や心拍数の増加などの変化を、視床下部室旁核は副腎皮質ホルモンの増加をもたらします。このすくみ行動という反応については、人間に適用すると回避反応や回避行動という形で言い換えることができると思います。また、手がかり刺激（cue：音）に対する恐怖条件付けでは、cueの情報は視床の内側膝状体を経由して扁桃体外側核に入力され、文脈の場合と同様に扁桃体中心核から様々な神経核に出力されます。このように扁桃体は恐怖形成において中心的かつ重要な役割を果たしており、内側前頭前野は扁桃体における恐怖反応に対して抑制的に関与しています［図❺］。

　私共はこのような恐怖条件付けの獲得過程および発現過程に

対する，様々な薬物の影響を検討しました。例えば，ベンゾジアゼピン系は獲得過程と発現過程の両方に効果がありますし，セロトニン1A agonistも同じように効果があります。それからSSRIをご覧いただきますと同様に効果があります。さらにSSRI plus 1A antagonistという組合せでは，発現過程に対して効果が増強されるということも確認しておりますし，MAO inhibitorも同様に効果があること確認しております。その他，リチウムそのものは獲得過程にも発現過程にも影響を与えませんが，リチウムを1週間ほど経口投与したラットにSSRIを投与すると，発現過程がより増強することも確認しております。リチウムは脳内のトリプトファンの取り込み，セロトニンの生合成を促進しますので，リチウムにSSRIを加えるとセロトニン系の機能が増強されるということになるわけです。このようにセロトニン系を増強することが，恐怖の消去につながるだろうと考えたわけです［表❷］。

　例えば，両側扁桃体基底外側核に直接ガイドカニューレを入れてSSRIであるシタロプラムを投与しますと，すくみ行動が有意に抑制することを確認しております［図❻］。また，シタロプラムの全身投与によって，恐怖条件付けストレスによるすくみ行動を抑制すると共に，恐怖条件付けストレスによって誘発される扁桃体基底外側核のc-Fos蛋白発現を抑制しています［図❼］。

　つまり，扁桃体という恐怖条件付けの神経路網に対して，SSRIは抑制的に関与します。c-Fosに対しても抑制的に関与します。グルタミン酸作動性の経路に対しても抑制的に作用することが明らかになっています。これらの機序を介して，SSRIは不安・恐怖の消去に関わっていると考えられます。

表❷ 様々な向精神薬の恐怖条件付け獲得過程・発現過程に対する抑制作用

Drugs	獲得過程	発現過程
Benzodiazepine	+	+
5-HT1A agonist	+	+
5-HT precursor（L-5-HTP）		+
Tryptophan hydroxylase inhibitor（PCPA）		−
5-HT2A／2C antagonist	−	−
5-HT2A antagonist		−
SSRI	+	+
plus 5-HT1A antagonist		＋＋
MAO inhibitor	+	+
NA reuptake inhibitor	−	−
DA reuptake inhibitor	−	−
CCKB antagonist	+	+
Lithium	−	−
plus SSRI		＋＋
Typical APD（Haloperidol）	+	−
Atypical APD（Clozapine）	+	−

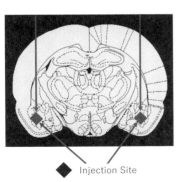
◆ Injection Site

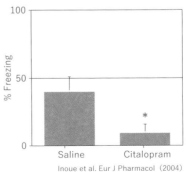
Effect of Citalopram Microinjection to the Basal Nucleus of the Amygdala on the Expression of Conditioned Freezing

Inoue et al. Eur J Pharmacol（2004）

図❻ 両側扁桃体基底核へのシタロプラム局所脳投与

社交不安症について

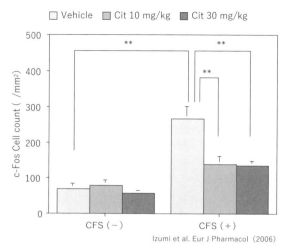

図❼　扁桃体基底格のc-Fos陽性細胞数

エスシタロプラムの臨床試験

　さて，ここからエスシタロプラムの社交不安症に対する臨床試験の紹介に移ります。今回の臨床試験ではLSASを指標として使用しておりますので，まずはこのLSASについて確認したいと思います。LSASは「不安／恐怖」と「回避」の程度を，それぞれ0点から3点の4段階で評価します。11項目の社交状況と13項目の行為状況から構成されていますので，最高得点は24項目×「不安／恐怖」「回避」の2つの状況×最高3点で144点ということになります。そしてLSASスコアと重症度ですが，社交不安症とそうでない場合の境界として30点，中等度が50〜70点，顕著が80〜90点，それから重度が95〜100点以上としております。

　それでは，エスシタロプラムの臨床試験の試験概要について

ポイントをご紹介します。試験デザインはランダム化二重盲検並行群間比較試験です。社交不安症の患者を対象として，10mgと20mgの有効性と安全性をプラセボ群と比較したということです。

　主要評価項目として，有効性についてはLSAS-J合計点の12週時の変化量を，安全性については副作用発現率を設定しております。また副次評価項目としては，LSAS-J合計点の反応率，つまり合計点がベースラインから30％以上減少した患者の割合を評価しています。それからLSAS-J恐怖感／不安感サブスケール合計点の変化量，LSAS-J回避サブスケール合計点の変化量，CGI-Sの変化量，CGI-I，CGI-Iでの反応率ということでございます。この反応率というのは，著明改善または中等度改善を示した患者の割合を評価しています。

　続いて試験デザインです。1週間のスクリーニング期，そしてプラセボによる前観察期を1週間設定しています。その後，プラセボ投与群，エスシタロプラム10mg投与群および20mg投与群の3群にランダムに振り分けて，二重盲検で12週間投与し評価をしました。なお，20mg投与群に関しては，最初の1週間は10mgを投与し，その後20mgへ増量しております。

　症例の選択基準について，診断的にはM.I.N.Iを用いて全般性の社交不安症に該当した患者を対象として，LSAS-J合計点が60点以上，CGI-Sが4点以上です。それから恐怖感／不安感，回避行動を示す状況が4項目以上，うち2項目以上が社交状況であるということを確認しております。また，年齢は18歳から65歳ということです。それから二次登録において，QTcF間隔が450msecを超えた場合や臨床的に問題となる心電図異常所見があれば除外をしております。

　それから割付登録において，LSAS-J合計点がプラセボ投与にもかかわらず二次登録から25％以上も合計点が改善減少した，

あるいはCGI-Sが2点以上も改善したといったようなケースは除外をしております。それから前観察期の未服薬日数が2日以上といった，いわゆるアドヒアランスの悪い人は検査から除外しました。

次に被験者内訳と背景についてご紹介します。一次登録は630例ですが，二次登録は605例となって割付登録は588例となっています。そして治験完了例が519例，治験中止例が69例でした。被験者のバックグラウンドですけれども，特に群間差は生じていないということを確認しております。

試験結果と考察

いよいよ試験結果のご紹介となりますが，その前にこの試験に関する検定条件や解析方法についてご紹介します。この試験では，10mg群のプラセボ群に対する優越性が検証された場合のみ，20mg群のプラセボ群に対する優越性を検証する方法，つまり閉検定手順が設定されていました。理由としては，海外における本剤の臨床推奨用量が10mgであるため，10mg群の優越性が検証されず，20mg群で示されたとしても，本邦での臨床推奨用量を20mgに設定することは認められないということです。

次に，解析方法についてです。本日お集まりの皆様の中には得意な方もおられるかとは思いますが，私はこの治験を通じてずいぶんと解析方法について意識するようになりました。特に，欠測データをどのように取り扱い解析するかによって，試験結果のバイアスに繋がるという問題を改めて認識しました。

ここに示したLast Observation Carried Forward，つまりLOCFという解析方法は従来から慣例的に実施されており皆様もよくご存じだと思います。これに対する解析方法としてObserved Case，つまりOCというのがあります。この両者は解析方法と

しては正しいものの，どちらを採択するかによって得られる結果が大きく異なる可能性を含んでいます。例えば，LOCFでは試験期間中の中止や脱落例に関して，直近の観察データで補完するという処理を行います。安全で効果がはっきりしたものを承認したいというPMDAの側からすると，非常に保守的な解析方法だと思いますが，試験を実施する側からすると欠測データの取り扱いが多少不利になるという点がございます。

LOCFに対してOCでは試験期間における完了例，つまり最終評価時点まで治療継続可能であった被験者のみを対象とする解析方法ですので，途中で中止や脱落した被験者はカウントされません。

最近ではMixed effect Models for Repeated Measures（MMRM）という解析方法があります。これは，完了例の全データを統計的に処理した推移を考慮して群間差の推定が行われるというもので，これまで慣例的に用いられてきたLOCFに代わる解析方法として注目されています［図❽］。

このような解析方法の違いを念頭におきながら結果を考察したいと思います。まず，主要評価項目であるLSAS-J合計点の変化量をみたLOCFの結果です。ご覧のように10mg群ではP値が0.089ということで，プラセボに対する有意差をつけることができませんでした。また閉検定手順に則って20mg群の検証を実施しておりません［図❾］。

さて，このような臨床試験では主要評価項目で得られた結果の安定性を確認するため，別の解析方法を用いて感度分析を実施します。今回も，OCとMMRMの2種類の解析方法で感度分析を実施していますが，これらの検定では10mgも20mgもプラセボに対して有意差をつけているということです［表❸］。

次にLSAS-J合計点ではなく，恐怖感／不安感および回避サブスケール合計点の変化量の結果をみてみます。まず，LOCF

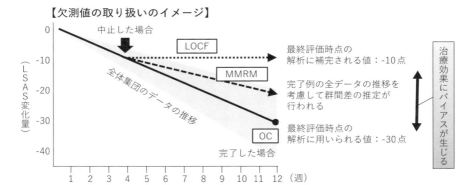

図⑧ 解析方法，補完方法について

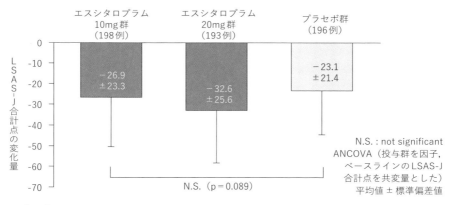

図⑨ [主要評価項目（有効性）] LSAS-J合計点の変化量（12週時・LOCF）

表❸ 異なる解析方法による結果（感度分析）—12週時LSAS-J合計点の変化量

解析方法	補完方法	エスシタロプラム10mg群 プラセボ群との差（P値）	エスシタロプラム20mg群 プラセボ群との差（P値）
ANCOVA	OC	-4.9 [-9.5, -0.3] (0.035)	-10.1 [-15.0, -5.3] (<0.001)
MMRM	—	-5.0 [-9.5, -0.5] (-0.028)	-10.6 [-15.4, -5.9] (<0.001)

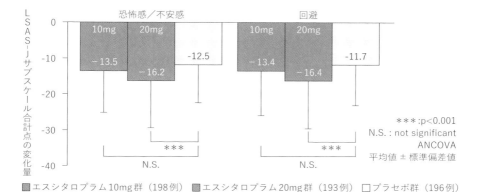

図⓾ ［副次評価項目（有効性）］LSAS-J恐怖感／不安感および回避サブスケール合計点の変化量（12週時・LOCF）

で検定すると20mg群ではプラセボ群に対して有意差をつけておりますが，10mgでは有意差が認められていません［図⓾］。しかしOCで検定すると，恐怖感／不安感においては10mgおよび20mgの両方でプラセボ群に対して有意差が確認されております［図⓫］。

また，今回の臨床試験に関する副次評価項目の結果一覧を見てみますと，20mg群では全ての項目においてプラセボ群に対して有意差が確認されていました［表❹］。副作用につきましては，SSRIの副作用と思われるような項目においては，プラセボと比較していくつかの項目が確認されておりますが，特段に強調すべき副作用は認められないと考えられます。

ここで，今回の臨床試験において10mg群の有効性が検証されなかったことに関して，どのような原因があるのか考察してみました。そうすると，ある一定の患者集団において有効性が十分でない可能性があることが分かりました。それは，ベースラインの重症度がLSAS-Jのスコアで100以上と高い集団［表

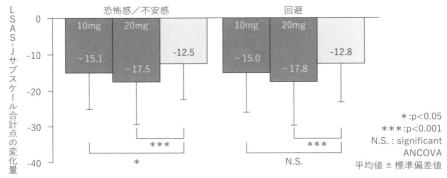

図⓫ ［副次評価項目（有効性）］LSAS-J恐怖感／不安感および回避サブスケール合計点の変化量（12週時・OC）

表❹ 【まとめ】副次評価項目（有効性）の結果一覧

項目	エスシタロプラム10mg群 プラセボ群との差（P値）	エスシタロプラム20mg群 プラセボ群との差（P値）
LSAS-J合計点での反応率（％）	4.1（0.419）	10.5（0.043）
LSAS-J恐怖感／不安感 サブスケール合計点の変化量	-2.1（0.069）	-4.9（<0.001）
LSAS-J回避 サブスケール合計点の変化量	-1.8（0.124）	-5.0（<0.001）
CGI-Sの変化量	-0.1（0.178）	-0.4（<0.001）
CGI-I	-0.2（0.049）	-0.4（<0.001）
CGI-Iでの反応率（％）	10.2（0.042）	17.2（<0.001）

LSAS-J合計点での反応率：LSAS-J合計点が開始時から30％以上減少した被験者の割合
CGI-Iでの反応率：CGI-Iが「著明改善」または「中等度改善」の被験者の割合

❺］，SSRIまたはSNRIによる治療歴がある集団［表❻］，およびSAD以外の精神障害の併存がある集団に関しては［表❼］，10mg群および20mg群のいずれもプラセボ群との間に有意差をつけることができませんでした。

逆に，LSAS-Jが100未満の非重症例，SSRIやSNRIによる治

表❺ 開始時の重症度による影響

	非重症例の集団			重症例の集団		
	プラセボ群	エスシタロプラム 10mg群	エスシタロプラム 20mg群	プラセボ群	エスシタロプラム 10mg群	エスシタロプラム 20mg群
	164例	160例	160例	32例	38例	33例
12週時	-22.4±20.28	-27.6±23.33	-31.9±24.69	-27.0±26.49	-24.1±23.51	-36.2±29.63
プラセボ群との差	—	-5.4	-9.9	—	2.9	-9.9
p値	—	0.026	<0.001	—	0.635	0.164

非重症例：開始時LSAS-J合計点が100点以上かつCGI-Sが6点以上の被験者を除いた集団
重症例：開始時LSAS-J合計点が100点以上かつCGI-Sが6点以上の被験者の集団

表❻ SSRIまたはSNRIによる前治療の有無による影響

	SSRIまたはSNRIによる治療歴なし			SSRIまたはSNRIによる治療歴あり		
	プラセボ群	エスシタロプラム 10mg群	エスシタロプラム 20mg群	プラセボ群	エスシタロプラム 10mg群	エスシタロプラム 20mg群
	131例	120例	128例	65例	78例	65例
12週時	-23.0±20.33	-29.2±24.84	-34.0±25.94	-23.4±23.61	-23.4±20.49	-29.9±24.77
プラセボ群との差	—	-6.2	-11.3	—	-0.2	-6.9
p値	—	0.031	<0.001	—	0.948	0.107

表❼ SAD以外の精神障害の併存症の有無による影響

	SAD以外の精神障害の併存症なし			SAD以外の精神障害の併存症あり		
	プラセボ群	エスシタロプラム 10mg群	エスシタロプラム 20mg群	プラセボ群	エスシタロプラム 10mg群	エスシタロプラム 20mg群
	168例	162例	154例	28例	36例	39例
12週時	-22.2±21.37	-27.7±23.86	-33.3±25.15	-28.5±21.23	-23.7±20.89	-30.1±27.36
プラセボ群との差	—	-5.4	-11.5	—	4.2	-1.7
p値	—	0.031	<0.001	—	0.436	0.783

表❽ 早期中止例の影響

【中止率】

	プラセボ群 （196例）	エスシタロプラム 10mg群（198例）	エスシタロプラム 20mg群（193例）
全体の中止率	21例（10.7%）	20例（10.1%）	22例（11.4%）
1週以内の中止率	1例（0.5%）	9例（4.5%）	5例（2.6%）
1週時までの投与量	0mg／day	10mg／day	
1週以内中止例の LSAS合計点の変化量	2.0	2.4 ± 8.35	1.8 ± 6.02

【LSAS合計点の変化量（LOCF），1週以内中止例を除いた集団】

	プラセボ群 （195例）	エスシタロプラム 10mg群（189例）	エスシタロプラム 20mg群（188例）
12週時の変化量	-23.3 ± 21.39	-28.3 ± 22.91	-33.5 ± 25.25
プラセボ群との差	—	-5.1	-10.6
p値	—	0.023	<0.001

療歴がない集団，他の精神疾患の併存がない集団では，10mg群も20mg群ともに有意な改善を認めております。

また，今回の試験では投与1週以内における中止・脱落例が10mg群で多く，有効性が過少評価された可能性があります。投与1週間以内の中止例が10mg群では9例，20mg群では5例，プラセボ群ではわずかに1例でした。ランダム化で振り分けたにもかかわらず群間に偏りが出てしまいました。これら中止・脱落例を除いた集団ではどうであったかということ，10mgおよび20mgで統計的には有意な改善効果が認められたということです［表❽］。結局，10mg群の有効性が過小評価された可能性が今回の試験では大きかったということが，1つ言える訳であります。

今回の臨床試験では，エスシタロプラム10mgと20mgの間で用量による反応性に差がありそうだと思いました。しかし重症例や，他の精神障害の合併例等々を除きますと，10mgでも十分効果が期待できると思います。エスシタロプラムは，S体とR

体からなるシタロプラムからＳ体のみを分離した化合物ですが，実はＲ体がセロトニントランスポーターに対して阻害的に関与するといったことがございます。つまり，エスシタロプラムではＲ体による悪影響がございませんので，そういった意味で用量依存的な効果というものが出てきたというように思います。

　時間でございますので，これで終了したいと思います。どうもご清聴ありがとうございました。

座長：小山先生，大変ありがとうございました。最初のイントロダクションでは，わが国の状況，あるいは世界的な状況から社交不安症のお話をしていただきました。続きまして中盤では，先生の研究室で行われてまいりました恐怖条件付けの動物実験でのセロトニン，あるいはグルタミン酸の関与について，シタロプラムを用いた実験を用いてお話しいただきました。最後には600例という非常に大きなサンプル数でのエスシタロプラムの臨床試験の解説をいただきましたが大変勉強になりました。それでは，お時間も過ぎましたので，以上でセッションを閉めたいと思います。

社交不安症の臨床
評価と治療の最前線

社交不安症の臨床スケール LSASとTSASの比較研究

伊藤 理紗
Risa Itoh

はじめに

　社交不安症（social anxiety disorder：SAD）とは，他者の注視を浴びる可能性のある1つ以上の社交場面に対する，著しい恐怖または不安を感じる疾患とされている（American Psychiatric Association, 2013）。

　SADは，1980年の『精神障害の分類と診断の手引き第3版 Diagnostic and Statistical Manual of Mental Disorders-III』（American Psychiatric Association, 2000）に不安障害の一カテゴリーとしてはじめて登場した。この疾患の概念が提唱されるようになってから，SADの罹患により，日常生活で大きな苦痛を伴い，自殺念慮の増大や経済的問題，職場や学校での能率の低下，高い離婚率・別居率などの家庭の問題，向精神薬使用の増加など，数々の問題が指摘されるようになってきた（Davidson, Hughes, George, & Blazer, 1993）。

　SADの生涯有病率は12.1％，12カ月有病率は6.8％と非常に高い割合を示している（Bandelow, Zohar, Hollander, Kasper, Möller, & WFSBP, 2008）。SADの発症年齢は7，8歳と比較的若く，思春期前後の10代がピークであり，女性の方が発症しやすいとされている（山田・中込, 2010）。またSADは持続・慢性化しやすく，20年にも及ぶ場合があることが報告されている（Moutier & Stein, 1999）。SAD，パニック症，全般性不安障害患者711名に対し，それぞれの疾患の回復率と再発率を調査した研究では，12年間の累積回復率はSADが最も低く，4割弱にとどまり，慢性化する傾向を示している。ただし，一度回復すると再発しにくい傾向があり，再発率は最も低いことが明らかになっている（Bruce, Yonkers, Otto, Eisen, Weisberg, Pagano, Shea, & Keller, 2005）。このことから，SADの早期発見・早期治療が必要であると考えられる。また，SADの早期発見のためにも，

SADの症状を正しく評価することは，非常に重要だと言える。

本章では，SAD患者の状態評価が適切に行われることを目的として，本邦において代表的なSAD症状の評価尺度である，Liebowitz Social Anxiety Scale（LSAS）と東大式社会不安障害尺度について，その尺度の概要，および尺度同士の比較を行っていく。

社交不安症に関する評価尺度

1 Liebowitz Social Anxiety Scale（LSAS：［表❶］）

LSAS（朝倉ら，2002）は，SADの人が特定の状況において感じる恐怖感と回避行動の頻度を評価する尺度である。治療者評価尺度として開発された尺度だが，自己記入式での評価についても検討され，治療者評価と同様の結果が得られたと報告されている。LSASはSADの臨床症状や薬物療法の治療反応性を評価する尺度として多くの国において広く使用されている。本邦では，朝倉らが日本語版（LSAS-J）を作成し，治療者評価と自己記入式とにおいて信頼性・妥当性のある尺度であることが確認されている（朝倉ら，2002）。

兼子ら（2010）によると，LSASは，対人交流場面（11項目）とパフォーマンス場面（13項目）の計24の場面に対して，恐怖の程度（0：全く感じない，1：少しは感じる，2：はっきりと感じる，3：非常に強く感じる）と回避の頻度（0：全く回避しない，1：回避する（確率3分の1以下），2：回避する（確率2分の1以下），3：回避する（確率3分の2以上または100％））をそれぞれ4段階で評価する。下位評価として，対人交流場面に対する恐怖感，パフォーマンス場面に対する恐怖感，恐怖感の合計，対人交流場面からの回避頻度，パフォーマンス場面からの回避頻度，回避頻度の合計の6種類が可能である。これらの

表❶ Liebowitz Social Anxiety Scale 日本語版　質問項目

1. 人前で電話をかける
2. 少人数のグループ活動に参加する
3. 公共の場所で食事をする
4. 人と一緒に公共の場所でお酒（飲み物）を飲む
5. 権威ある人と話をする
6. 観衆の前で何か行為をしたり話をする
7. パーティーに行く
8. 人に姿を見られながら仕事（勉強）をする
9. 人に見られながら字を書く
10. あまりよく知らない人に電話をする
11. あまりよく知らない人達と話し合う
12. まったく初対面の人と会う
13. 公衆トイレで用を足す
14. 他の人達が着席して待っている部屋に入って行く
15. 人々の注目を浴びる
16. 会議で意見を言う
17. 試験を受ける
18. あまりよく知らない人に不賛成であると言う
19. あまりよく知らない人と目を合わせる
20. 仲間の前で報告をする
21. 誰かを誘おうとする
22. 店に品物を返品する
23. パーティーを主催する
24. 強引なセールスマンの誘いに抵抗する

　下位評価により，回答者がSADの全般型に該当するか否かを推測することができるが，恐怖の対象となる場面数に得点が影響を受けるため，限局型のSADを見逃さないよう治療者は注意が必要である。LSASの最高得点は144点，最低得点は0点であり，治療者評価版のカットオフ得点は42点，自己記入式のカットオフ得点は44点である（兼子ら，2010）。

　LSASにはカットオフ得点が設けられているため，診断検査

として有用性が高い。また治療効果に対する感度がよく，実施時間は20分と短いため，治療前後にアセスメントバッテリーを組むのに適している（Andrews, et al., 2002）。ただし，朝倉ら（2002）によると，自己記入式による評価よりも治療者評価の方がSADの重症度との相関が高く，症状の変化を継続的に評価する場合は治療者評価が望ましいと指摘されている（Antony, et al., 2008；兼子ら，2010）。

2 東大式社会不安障害尺度 [表❷]

東大式社会不安障害尺度（Tokyo University Social Anxiety Scale：TSAS；貝谷ら，2004）は，SADの重症度を恐怖感，回避頻度，身体症状，日常生活支障度から測定する尺度である。これは，欧米で主に使用されているSAD評価尺度の1つのBrief Social Phobia Scale（BSPS；Davidson et al., 1991）の項目を参考にして，開発された尺度である。しかし，BSPSは身体症状に対する評価は十分ではなく，TSASでは身体症状に対する評価項目が追加されている。2009年に診療報酬点数の請求対象となったために，TSASから社交不安障害検査と改名された。また，この尺度は貝谷らにより高い信頼性と妥当性が確認されている（貝谷ら，2004；兼子ら，2010）。

兼子ら（2010）によると，TSASは，社会的場面（9項目）に対する恐怖感（0：ない，1：軽度，2：中等度，3：高度，4：非常に高度）と回避頻度（0：ない，1：まれに，2：時々，3：しばしば，4：いつも），社会的場面での身体的反応（10項目）の強さをそれぞれ5段階で評価する（0：ない，1：軽度，2：中等度，3：高度，4：非常に高度）。また日常生活支障度を4段階で評価し（0：ほとんど支障はない，1：多少支障がある，2：かなり支障がある，3：大変支障がある），採点時には重みづけをして0点，10点，20点，30点と採点する。社会的場面としては，

表❷ 東大式社会不安障害尺度 質問項目

恐怖症状／回避症状
1 多くの人の前で話す
2 目上の人と話す
3 見知らぬ人に話しかける
4 他人の視線を浴びる
5 人にしかられる
6 人前で字や絵をかいたり演奏したりする
7 他人と飲み食いする
8 電話に出る
9 新年会，クラス会，飲み会などの社交的な集まりに出る

身体症状
1 赤面または青くなる
2 動悸
3 震え（手足，全身，声）
4 発汗
5 筋肉のこわばり，力み
6 吐き気，腹部不快感
7 口の渇き
8 息苦しい
9 尿が近い，尿が出ない
10 頭が真っ白になる，めまい

日常生活支障度

ほとんど支障はない	多少支障がある	かなり支障がある	大変支障がある

「多くの人の前で話す」「他人の視線を浴びる」「人前で字や絵をかいたり演奏したりする」など幅広い場面が提示されている。身体症状では，「赤面または青くなる」「震え」「発汗」などの自律神経症状について尋ねる。下位評価は，恐怖感，回避頻度，身体症状，日常生活支障度の4つである。本邦で開発されているSAD評価尺度の中で，10項目にわたる身体的反応を評価す

る尺度，日常生活支障度を測定する尺度はTSASのみである。赤面恐怖や書痙という言葉があるように，身体的反応や身体的反応への懸念が不安を誘発するようなSADもあることから，身体的反応の評価をすることは重要である。TSASの最高得点は142点，最低得点は0点であり，カットオフ得点は35点である。

　この検査は，LSASと同様にカットオフ得点が設けられていることから，診断検査として有用性が高い。また貝谷ら（2004）により，治療効果の評価に用いることも有効であると指摘されている。実施時間は10分程度と用いやすい。TSASとLSASは最高得点と最低得点に差が少なく，相関係数は0.73と高いことが示されていることから，一般的にはTSASとLSASの合計得点は同程度の高さになることが多い（兼子ら，2008；兼子ら，2010）。

SAD患者におけるLSASとTSASの比較

　LSASとTSASの測定上の主な違いとしては，LSASが恐怖症状と回避症状のみの測定に対して，TSASは前述の症状に加えて，身体症状と生活支障度を測定している点である。しかしながら，両尺度が実際にどのようにSAD患者の状態像を測り分けているのかについて，検討されている研究は非常に少ない。以下に，SAD患者を対象に両尺度を用いた調査結果を述べる。

1 方法

　対象者は，東京都内の心療内科・神経科のクリニックにおいて，DSM-IV-TRによって主診断がSADと診断された初診患者81名（男性43名，女性38名，平均年齢35.31±11.55歳）であった。

　調査材料は，LSAS，TSASに加えて，最も恐れる社会的状況，社会的状況を恐れ始めたきっかけの有無，社会的状況にお

表❸ SAD患者のLSASとTSASの平均値と標準偏差（*N*=81）

	平均	標準偏差
LSAS		
恐怖症状	36.16	15.10
回避症状	28.44	17.11
合計得点	64.60	31.03
TSAS		
恐怖症状	18.74	8.11
回避症状	14.10	8.48
身体症状	16.37	8.90
生活支障度	18.77	8.57
合計得点	67.98	26.19

注　TSAS = Tokyo University Social Anxiety Scale; LSAS = Liebowitz Social Anxiety Scale.

いて実際に大恥をかいたような恐怖体験の有無について，自由記述にて回答を求めた。調査は，初診時に実施された。

2 結果

　第一に，両尺度の平均値と標準偏差を算出した［表❸］。得点の範囲は，LSASの合計得点が1～138点，TSASの合計得点が16～127点であった。

　第二に，両尺度の関連を調べるために，LSASとTSASの合計得点および下位尺度得点について，相関分析を行った［表❹］。その結果，LSASとTSASの合計得点間，恐怖症状得点間，回避症状得点間において，強い正の相関が認められた（順に，$r = .71$, $p < .001$; $r = .76$, $p < .001$; $r = .74$, $p < .001$）。一方で，LSASの合計得点や下位尺度得点（恐怖症状，回避症状）とTSASの身体症状の間においては，相関が認められたものの，その程度は弱いものであった（順に，$r = .29$, $p < .01$; $r = .27$, p

表❹ SAD患者のLSASとTSASの相関（N=81）

		1	2	3	4	5	6	7	8
LSAS									
1	恐怖症状	—	.86***	.96***	.76***	.65***	.27*	.45***	.69***
			[.73 .93]	[.92 .98]	[.55 .88]	[.38 .82]	[.05 .46]	[.11 .69]	[.44 .84]
2	回避症状		—	.97***	.67***	.74***	.29**	.41***	.68***
				[.94 .99]	[.41 .83]	[.52 .87]	[.01 .53]	[.06 .67]	[.43 .83]
3	合計得点			—	.75***	.73***	.29**	.45***	.71***
					[.54 .87]	[.51 .86]	[.01 .53]	[.11 .69]	[.47 .85]
TSAS									
4	恐怖症状				—	.65***	.42***	.54***	.84***
						[.38 .82]	[.08 .68]	[.23 .75]	[.69 .92]
5	回避症状					—	.32**	.36**	.75***
							[.04 .55]	[.09 .58]	[.54 .87]
6	身体症状						—	.46***	.72***
								[.12 .70]	[.49 .86]
7	生活支障度							—	.77***
									[.57 .88]
8	合計得点								—

注 TSAS = Tokyo University Social Anxiety Scale; LSAS = Liebowitz Social Anxiety Scale.
*p<.05, **p<.01, ***p<.001

<.05 ; $r = .29$, $p < .01$）。

　第三に，両尺度の重症度を互いに測り分けられているかどうかを確認する目的で，2つの分析を行った。まず，貝谷ら（2004）の基準に基づき，TSASのカットオフ得点である35点を基準として，対象者を35点以上の者をTSAS高群（$n = 71$），35点未満の者をTSAS低群（$n = 10$）に分け，群を独立変数，LSAS合計得点，および下位尺度得点を従属変数とした分散分析を行った［図❶］。その結果，TSAS高群は，TSAS低群と比較して，すべての得点が有意に高かった（LSAS合計得点 $F(1, 79) = 17.27$, $p < .001$；LSAS恐怖症状得点 $F(1, 79) = 20.83$, $p < .001$；

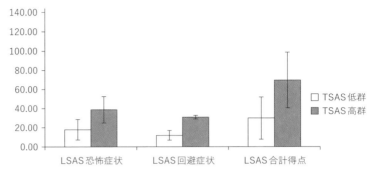

注　TSAS = Tokyo University Social Anxiety Scale; LSAS = Liebowitz Social Anxiety Scale.

図❶　TSASの高低によるLSAS得点の違い

LSAS回避症状得点 $F(1, 79) = 12.15$, $p < .01$)。次に，LSASの重症度ごとに，対象者を0〜44点の者をLSAS寛解群（$n = 21$），45〜79点の者をLSAS軽症群（$n = 33$），80〜101点の者をLSAS中等症群（$n = 17$），102〜144点の者をLSAS重症群（$n = 10$）に分け，群を独立変数，TSAS合計得点，および下位尺度得点を従属変数とした分散分析を行った［**図❷**］。その結果，合計得点，恐怖症状得点，回避症状得点，および，生活支障度については，LSASの重症度ごとに，得点に有意な差がみられていた。一方で，特筆すべき結果として，身体症状においては，主効果が有意であったものの（$F(1, 77) = 4.03$, $p < .05$）重症度による差があまり見られず，LSAS重症群とLSAS寛解群の間にのみ，有意な差が認められる結果となった（$p < .01$）。

　第四に，さらに両尺度の特徴を把握するために，対象者の属性による両尺度の違いを検討する目的で，性別，最も恐れる社会的状況の数の高低群（3場面以上を高群，3場面未満を低群），社会的状況を恐れ始めたきっかけの有無，社会的状況において実際に大恥をかいたような恐怖体験の有無，それぞれを独立変

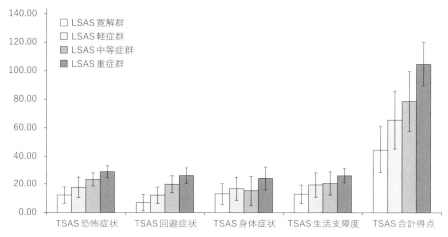

注　TSAS = Tokyo University Social Anxiety Scale; LSAS = Liebowitz Social Anxiety Scale.

図❷　LSASの重症度によるTSAS得点の違い

数，LSASおよびTSASの合計得点と下位尺度得点を従属変数とした，1要因分散分析を行った。その結果，性別，社会的状況を恐れ始めたきっかけの有無，社会的状況において実際に大恥をかいたような恐怖体験の有無による各尺度の得点の違いは認められなかった。一方，最も恐れる社会的状況の数の高低において，主効果が見られ，高群は低群と比較して，TSASの合計得点と回避症状得点が有意に高いことが示された（順に，$F(1, 67) = 5.56, p < .05$；$F(1, 67) = 8.96, p < .01$；[図❸]）。

3　考察

　LSASとTSASの類似点としては，LSASとTSASの合計得点の関連は，$r = .71$と強かった。兼子ら（2008）の調査での$r = .73$の結果を支持する結果となった。また，LSASとTSASの恐怖症状得点および回避症状得点も関連が強いことが示された。こ

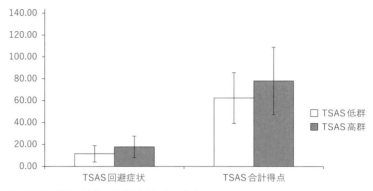

注 TSAS = Tokyo University Social Anxiety Scale.

図❸ 最も恐れる状況の数によるTSAS得点の違い

れらのことから，LSAS，TSAS共に，症状評価の全体の得点は，同程度となり，両尺度をアセスメントバッテリーとして用いる際に，評価を一貫してみることが可能だと言える。また，両尺度の精神症状は，類似の症状を評価できている可能性が示された。

LSASとTSASの相違点としては，TSASの身体症状得点とLSASの尺度の得点との相関の強さは弱いこと，および，LSASの重症度による，TSASの身体症状の差異はほとんど見受けられなかったことが，特徴的な結果だと言える。これらの結果から，SAD患者において，身体症状が生じやすい者と生じにくい者がおり，その差は精神症状の重症度とはある程度独立している可能性が示された（Öst et al.,1980；Fremouw et al., 1982；Hofmann et al., 2004）。

以上の結果から，包括的にSAD患者の社交不安症状を評価するためには，TSASの身体症状の測定が重要であると考えられる。

他の精神症状を合併するSAD患者に対するTSASの活用

　SADは，他の精神疾患の合併率の高いことが問題視されている（大野，2002）。SADは児童思春期に発症するものが多く，特に全般性SADは発症が早期で遅くても青年期までに発症するため（永田，2009），他の精神疾患に先行する傾向があるとされている（大野，2002）。Dukeで行われたEpidemiological Catchment Area（ECA）疫学研究では，SAD患者の99.4％が何らかの疾患を合併しているという結果が示されている。SADと合併した他の疾患の存在は，主観的な苦痛の増大や自殺念慮の頻度の高さ，社会的役割の障害や薬物療法の治療歴と関連しており，問題視されている。合併する疾患としては，他の不安症，回避性パーソナリティ障害，うつ病，物質使用障害，双極性障害，醜形恐怖症，高機能自閉症，選択性緘黙などが報告されている（American Psychiatric Association, 2013；大野，2002）。

　これらのことから，他の精神症状を合併するSAD患者に対して，SADの評価尺度をどのように活動できるかについて，本節では関連研究を紹介する。具体的には，前節の調査結果をふまえ，特にTSASにしぼった調査結果である，兼子ら（2009）の調査結果を紹介することとする。

1 方法

　対象者は，東京都内の心療内科・神経科のクリニックにおいて，DSM-IV-TRによって主診断がSADと診断された初診患者115名（男性56名，女性59名，平均年齢35.20±12.20歳）であった。

　調査材料は，LSAS，TSAS，パニック発作の症状・状況，回避性パーソナリティ障害の症状の有無について，自由記述にて回答を求めた。パニック発作経験については，パニック発作の

経験の有無について尋ねた後，DSM-IV-TRに記載されているパニック発作の基準となる身体症状13項目を表記し，各症状の有無を尋ねた。本研究では，パニック発作の経験をありと回答し，13項目中4項目以上の身体症状があったと回答したものをパニック発作の経験がある者とした。また，回避性パーソナリティ障害の症状の有無については，DSM-IV-TRに記載されている回避性パーソナリティ障害を診断する7項目の質問内容に関して，「当てはまる」「当てはまらない」の2件法で回答を求めた。調査は，初診時に実施された。

2 結果と考察

第一に，パニック発作の有無を独立変数，TSASの合計得点，および，下位尺度得点を従属変数としたt検定を行った。その結果，パニック発作があるSAD患者は，パニック発作がないSAD患者と比較して，TSASの合計得点，身体症状得点，生活支障度が有意に高い（順に，$t(113) = -1.47$，$p < .10$；$t(113) = -1.47$，$p < .10$；$t(113) = -2.65$，$p < .05$）。

第二に，対象者を回避性パーソナリティ障害の症状が5つ以上該当する群（回避性パーソナリティ障害合併群）とそうでない群（SAD群）の2群に分けて，群を独立変数，TSASの合計得点，および，下位尺度得点を従属変数としたt検定を行った。その結果，回避性パーソナリティ障害合併群は，SAD群と比較して，合計得点，恐怖症状得点，回避症状得点，身体症状得点において，有意に高かった（$t(113) = -4.60$，$p < .01$；$t(113) = -5.39$，$p < .01$；$t(113) = -5.19$，$p < .01$；$t(113) = -2.52$，$p < .01$）。

以上の結果から，SAD患者におけるパニック症や回避性パーソナリティ障害の合併のアセスメントにあたり，TSASの身体症状が有用であることが推察される。

まとめ

 本章では，SADの評価が適切に行われることを目的として，本邦において代表的なSAD症状の評価尺度である，LSASとTSASの2つの尺度について，その尺度の概要，尺度同士の比較を行い，概観してきた。

 SAD患者を対象とした両尺度を比較した調査の結果から，LSASとTSASの恐怖・回避症状の関連は強く，比較的一貫した概念を評価できていると言える一方，TSASの身体症状は，恐怖・回避症状とは独立した症状である可能性が高いことが示された。

 また，SAD患者を対象に，他の精神症状の併発の予測について検討した先行研究の調査の結果から，SAD患者におけるパニック症や回避性パーソナリティ障害の合併のアセスメントにあたり，TSASの身体症状が有用であることが推察される。その一方で，兼子ら（2010）の調査報告では，LSAS得点の高い患者において，抑うつ症状を併発していることが多い可能性が指摘されている。このように，LSASとTSASそれぞれで，SAD患者の併発症状の予測の得手不得手があることが考えられる。

 LSASとTSASの合計得点の関連は強く，バッテリーに適していることが先行研究において言われていることからも，SAD患者の状態を評価する際，LSAS，TSASのバッテリーを組むことで，SAD症状のみならず，併発しやすい症状の予測も可能にすると言えよう。

◉引用文献

American Psychiatric Association: Diagnostic and Statistical Manual of Mental Disorders DSM-III. American Psychiatric Association. Washington, D.C., 1980.

American Psychiatric Association: Diagnostic and Statistical Manual of

Mental Disorders DSM-5. American Psychiatric Association. Washington, D.C., 2013.（高橋三郎, 大野裕, 染矢俊幸, 神庭重信, 尾崎紀夫, 三村將訳, 村井俊哉訳：DSM-5精神疾患の診断・統計マニュアル. 医学書院, 東京, 2014.）

Andrews, G., Creamer, M., Crino, R., et al.: The Treatment of Anxiety Disorders; Clinician Guides and Patient Manuals (2nd ed.). Cambridge University Press, Cambridge, 2002.

Antony, M. M., & Rowa, K.: Social Anxiety Disorder. Hogrefe & Huber Pub, Washington DC, 2008.（古川寿亮訳：不安障害の認知行動療法. 星和書店, 東京, 2004.）

朝倉聡・井上誠士郎・佐々木史・佐々木幸哉・北川信樹・井上猛・傳田健三・伊藤ますみ・松原良次・小山司：Liebowitz Social Anxiety Scale (LSAS) 日本語版の信頼性及び妥当性の検討. 精神医学, 44; 1077-1084, 2002.

Bandelow, B., Zohar, J., Hollander, E., Kasper, S., Möller, H., & WFSBP: Task Force on Treatment Guidelines for Anxiety Obsessive-Compulsive Post-Traumatic Stress Disorders: World Federation of Societies of Biological Psychiatry (WFSBP) guidelines for the pharmacological treatment of anxiety, obsessive-compulsive and post-traumatic stress disorders - first revision. World J. Biol. Psychiatry, 9; 248-312, 2008.

Bruce, E., Yonkers, A., Otto, W., Eisen L, Weisberg B, Pagano M, Shea T.,& Keller B.: Influence of psychiatric comorbidity on recovery and recurrence in generalized anxiety disorder, social phobia, and panic disorder; a 12-year prospective study. Am. J. Psychiatry, 162; 1179-1187, 2005.

Davidson, J. R., Hughes, D. L., George, L. K., & Blazer, D. G.: The epidemiology of social phobia; Finding from the Duke Epidemiological Catchment Area Study. Psychological Medicine, 23; 709-718, 1993.

Davidson, J. R. T., Potts, N. L. S., Richichi, E. A., et al.:The brief social phobia scale. J. Clin. Psychiatry, 52; 48-51, 1991.

Fremouw, W. J., Gross, R., Monroe, J., & Rapee, S.: Empirical subtypes of Performance Anxiety. Behavioral Assessment, 4; 179-193, 1982.

Hofmann, S. G., Heinrichs, N., Moscovitch, D. A.: The nature and expression of social phobia; Toward a new classification. Clin. Psychol. Rev., 24; 769-797, 2004.

貝谷久宜・金井嘉宏・熊野宏昭・坂野雄二・久保木富房：東大式社会不安尺度の開発と信頼性・妥当性の検討. 心身医学, 44; 280-287, 2004.

兼子唯・鈴木伸一・貝谷久宜：東大式社会不安尺度の妥当性の検討. 第28回日本精神科診断学会, 2008.

兼子唯・鈴木伸一・貝谷久宜：社交不安障害の症状と合併精神症状との関連の検討. 第2回日本不安障害学会学術大会, 2009.

兼子唯・鈴木伸一・貝谷久宜：社交不安障害の症状と合併精神症状との関連の検討. 第2回日本不安障害学会学術大会, 2010.

兼子唯・小松千賀・野口恭子・山中学・梅景正・貝谷久宣：F4：不安障害 2）社交不安障害. 臨床精神医学, 39; 264-272, 2010.

Moutier, C. Y. & Stein, M. B.: The history, epidemiology, and differential diagnosis of social anxiety disorder. J. Clin. Psychiatry, 60 Suppl 9; 4-8, 1999.

永田利彦：社交不安障害. 治療, 91; 1278-1281, 2009.

大野裕：社会不安障害とうつ. ストレスと臨床, 12; 34-37, 2002.

Öst, L. G., Jerremalm, A., & Johansson, J.: Individual response patterns and the effects of different behavioural methods in the treatment of social phobia. Behav. Res. Ther., 19; 1-16, 1980.

山田武史・中込和幸：社会不安障害（SAD）の障害, Comorbidity, 診断　臨床精神薬理, 13; 705-710, 2010.

社交不安症の臨床
評価と治療の最前線

社交不安症の
薬物療法と心理療法

竹林(兼子)唯
Yui Takebayashi Kaneko

野口 恭子
Kyoko Noguchi

貝谷 久宣
Hisanobu Kaiya

はじめに

社交不安症（social anxiety disorder：SAD）の治療法は，これまでに100を超える無作為化比較試験によってその有効性が検討されている。概して薬物療法では選択的セロトニン再取り込み阻害薬（selective serotonin-reuptake inhibitor：SSRI），心理療法では認知行動療法（cognitive behavioral therapy：CBT）が有効であることが近年広く知られるようになってきている。

Mayo-Wilsonら（2014）は，こうした臨床試験のネットワークメタ分析を行い，より詳細なデータを公表している。そこで本章では，薬物療法，心理療法，併用療法に分けて，有効といわれているSSRIやCBTの中で，さらに詳細な方法，効果，理論について検討していきたい。

SADに対する薬物療法の効果

1 SAD薬物療法のガイドライン

不安症の治療法について，各国でガイドラインが作成されている［表❶］。イギリスではNICEガイドライン（National Institute for Health and Care Excellence, 2013），ドイツではS3ガイドライン（Bandelow et al., 2014），カナダではclinical practice guideline（Katzman et al., 2014）が発表されている。いずれのガイドラインでも，SADの第一選択薬はSSRIとなっている。SSRIの中でも，イギリスではエスシタロプラム，サートラリンが第一選択薬とされており，カナダでの第一選択薬は，エスシタロプラム，フルボキサミン，パロキセチン，サートラリン，セロトニン・ノルアドレナリン再取り込み阻害薬（serotonin-norepinephrine reuptake inhibitors：SNRI）ではベンラファキシン）とされている。また，それぞれのガイドラインでは，最初

表❶ SAD薬物療法のガイドライン

治療段階	NICE guideline (NICE, 2013)	S3 guideline (Bandelow et al., 2014)	clinical practice guidelines (Katzman et al., 2014)
1	エスタロプラム サートラリン	SSRIかSNRI（保険適応薬：パロキセチン，サートラリン，エスタロプラム，ベンラファキシン）	エスタロプラム，フルボキサミン，パロキセチン，サートラリンプレガバリンベンラファキシン
2	認知行動療法を追加	SSRIから他のSSRI，SNRIから他のSNRI，SSRIからSNRIへの変更，またはその逆	アルプラゾラム，ブロマゼパム，クロナゼパム，citalopram，ガバペンチン，phenelzine
3	フルボキサミン パロキセチン SNRI	クロミプラミン	アトモキセチン，bupropion SR，クロミプラミン，divalproex，デュロキセチン，fluoxetine，ミルタザピン，オランザピン，moclobemide，セレギリン，tiagabine，トピラマート
4	phenelzine, moclobemide	プレガバリン，moclobemide，opipramol，ヒドロキシジン	アリピプラゾール，buspirone，パロキセチン，リスペリドン
5		ミルタザピン，ガバペンチン，プレガバリン，オランザピン	
6		レベチラセタム，トピラマート，tranylcypromine	

注 薬の種類については以下の通り。モノアミン酸化酵素阻害薬：phenelzine, moclobemide, tranylcypromine, セレギリン，ノルアドレナリン作動性・特異的セロトニン作動性抗うつ薬：ミルタザピン，ノルアドレナリン再取り込み阻害薬：アトモキセチン，ノルエピネフリン・ドーパミン再取り込み阻害薬：bupropion，三環系抗うつ薬：クロミプラミン，抗てんかん薬：ガバペンチン，プレガバリン，レベチラセタム，トピラマート，tiagabine，バルプロ酸，divalproex，ベンゾジアゼピン系薬剤：アルプラゾラム，ブロマゼパム，クロナゼパム，三環系抗不安薬：opipramol，抗精神病薬：オランザピン，リスペリドン，アリピプラゾール，抗ヒスタミン薬：ヒドロキシジン，セロトニン5-HT1A受容体部分作動薬：buspirone

の治療で有効性が見られなかった場合，他のSSRIやSNRIに変更することでも共通している。しかしながら，ベンゾジアゼピン系抗不安薬（benzodiazepine：BZD）については，立場が分かれており，カナダでのみ，アルプラゾラム，ブロマゼパム，クロナゼパムが第二選択薬とされている。

② 薬物療法のメタ分析結果

表❷にMayo-Wilsonら（2014）に基づいた各薬物療法の効果サイズ（effect size：ES）を示している。この論文では効果サイズは0より小さいほど待機群と比較して効果が大きいことを示し

表❷ SADに対する薬物療法の効果サイズ（Mayo-Wilson et al.（2014）から改変し，金井（2015）を参考に一部抜粋）

	試行数	対象被験者総数	効果サイズ平均値	SD	95%信頼区間	
					下限値	上限値
モノアミン酸化酵素阻害薬	11	615	-1.01	0.28	-1.57	-0.45
Phenelzine	5	125	-1.28	0.15	-1.57	-0.98
Moclobemide	6	490	-0.74	0.15	-1.03	-0.44
ベンゾジアゼピン系薬剤	5	112	-0.96	0.30	-1.56	-0.36
クロナゼパム	4	100	-1.07	0.19	-1.44	-0.70
アルプラゾラム	1	12	-0.85	0.28	-1.40	-0.30
SSRI／SNRI	32	4043	-0.91	0.16	-1.23	-0.60
パロキセチン	12	1449	-0.99	0.14	-1.26	-0.73
ベンラファキシン	5	759	-0.96	0.15	-1.25	-0.67
フルボキサミン	5	500	-0.94	0.16	-1.25	-0.63
サートラリン	3	535	-0.92	0.16	-1.23	-0.61
エスシタロプラム	2	675	-0.88	0.16	-1.20	-0.56
Fluoxetine	3	107	-0.87	0.15	-1.16	-0.57
Citalopram	2	18	-0.83	0.23	-1.28	-0.39
抗てんかん薬	5	242	-0.82	0.28	-1.36	-0.28
ガバペンチン	1	34	-0.89	0.27	-1.42	-0.37
レベチラセタム	1	9	-0.83	0.34	-1.50	-0.18
プレガバリン	3	199	-0.72	0.18	-1.07	-0.37
NaSSA（ミルタザピン）	1	30	-0.81	0.42	-1.64	0.01
心理学的プラセボ	6	145	-0.63	0.14	-0.90	-0.36
プラセボ薬	42	3623	-0.47	0.12	-0.71	-0.23

注　SSRI：選択的セロトニン再取り込み阻害薬，SNRI；セロトニン・ノルアドレナリン再取り込み阻害薬，NaSSA：ノルアドレナリン作動性・特異的セロトニン作動性抗うつ薬
　表の記載は，効果の大きいものから記載している。効果サイズは0より小さいほど，待機群と比較して効果が大きいことを示す。

ており，表では効果の大きいものから記載している。効果サイズは0.2が小さい効果，0.5が中程度の効果，0.8以上が大きい効果と評価することが多い。薬物療法の有効性を待機群と比較すると，モノアミン酸化酵素阻害薬（ES＝－1.01），BZD（ES＝－0.96），SSRIとSNRI（ES＝－0.91），抗てんかん薬（ES＝－0.82），ノルアドレナリン作動性・特異的セロトニン作動性抗うつ薬（noradrenergic and specific serotonergic antidepressant：NaSSA）（ES＝－0.81）の順で効果サイズの平均値が小さくなる。

　モノアミン酸化酵素阻害薬やBZDの方がSSRI/SNRIと比較して効果サイズが大きい。しかし，いずれもSSRI/SNRIと比較してサンプルサイズが小さいため，効果は限定的だと考えた方がよいことが指摘されている（Mayo-Wilson et al., 2014）。

③ SSRI/SNRI各薬剤の効果

　SSRI/SNRIの各薬剤の効果も**表❷**の通りである。いずれも－0.80以上の大きな効果が示されている。本邦で承認されているものでは，最も効果が大きいのはパロキセチン（ES＝－0.99）であり，最も効果が小さいのはエスシタロプラム（ES＝－0.88）だが，その差は0.11と小さい。またSSRI/SNRIの効果を1種ずつ比較した研究でも，有意な差は示されていない（De Menezes et al., 2011）。

　しかし，有害事象については，吐き気，無気力，発汗，眠気，不眠，射精障害，性欲減退といった，調査されているすべての項目において，エスシタロプラムでの発現率が最も低いことが示されている（Harsen et al., 2008）。次いで，サートラリンやパロキセチンの発現率が低くなっている。

　これらの結果をふまえると，NICEガイドラインの示すように，有害事象の少ないエスシタロプラム，サートラリンを第一選択薬とすることが安全と示唆される。しかし，あるSSRIに反

応しない患者が別のSSRI/SNRIに反応する可能性もあるため（Pallanti & Quercioli, 2006），効果が見られなかった場合には他のSSRIやSNRIに変更する必要があると考えられる。

4 その他の薬剤

モノアミン酸化酵素阻害薬は，効果サイズは大きいことが示されているが，食事に関する制限があること，高血圧の危険性があること，SSRIやSNRI，三環系抗うつ薬等との併用が禁忌であることなどから（貝谷・兼子，2011），いずれのガイドラインにおいても，SSRI/SNRIに抵抗を示すケースでのみ処方されるようになっている。また本邦においては，不安症に対して承認されているモノアミン酸化酵素阻害薬はない。

BZDも，効果サイズは大きい。そして，忍容性が良好であり，急速に効果が現れる。しかし，有害事象に鎮静作用，協調運動の失調や転倒，乱用や依存の問題（Schneier, 2011），認知障害，精神運動性障害，不安の再発（Sudak, 2011）といった重要な副作用の危険性があるため，処方する際には注意が必要である。しかしながら，パロキセチン20〜40mgとクロナゼパム1〜2mgを併用した場合には効果サイズが大きいことから（ES＝−1.35），適切に併用することで効果を発揮することができるかもしれない。

その他，全般性のSADではなく，ステージでのパフォーマンス場面に不安を感じる者に対してパフォーマンス前にβ遮断薬を投与した結果，その効果が示されている（Liebowitz et al., 1985）。（SADに対する薬物療法の作用機序や上述以外の薬剤の効果については，塩入（2015）を参照のこと）

SADに対する心理療法の効果

1 SADの心理療法ガイドライン

　心理療法については，前述のいずれのガイドラインでも第一選択肢はCBTである。特にNICEガイドライン（NICE, 2013）では，成人の社交不安症の心理療法として，ClarkとWells（1995）モデルまたはRapeeとHeimberg（1997）モデルに基づく個人CBTが推奨されている。

2 心理療法のメタ分析結果

　表❸にMayo-Wilsonら（2014）に基づいた各心理療法の効果サイズを示している。その結果を見てみると，個人CBT（ES＝－1.19），集団CBT（ES＝－0.92），社会的スキルトレーニング（ES＝－0.88），エクスポージャー（ES＝－0.83），精神力動的心理療法（ES＝－0.62），対人関係療法（ES＝－0.43），マインドフルネス（ES＝－0.39），支持的精神療法（ES＝－0.26）の順で効果サイズの平均値が小さくなる。個人，集団問わず，CBTの有効性が高く，次いで社会的スキルトレーニングやエクスポージャーといったCBTの一技法の有効性が高いことが示されている。

　一方，サポートなしのセルフヘルプ（ES＝－0.75）が中等度以上の効果を示しており，心理的プラセボ（ES＝－0.63）やプラセボ薬（ES＝－0.47）でも小〜中程度の有意な効果が示されている。費用対効果を考慮すると，SADに対してはCBT以外の心理療法を検討するよりはセルフヘルプの方が有効である可能性が示された結果である。

表❸ SADに対する心理療法の効果サイズ（Mayo-Wilson et al.（2014）から改変し，金井（2015）を参考に一部抜粋）

	試行数	対象被験者総数	効果サイズ平均値	SD	95%信頼区間	
					下限値	上限値
個人CBT	15	562	-1.19	0.19	-1.56	-0.81
Clark & Wellsモデル	3	97	-1.56	0.15	-1.85	-1.27
Heimbergモデル	2	53	-1.02	0.20	-1.42	-0.62
集団CBT	28	984	-0.92	0.21	-1.34	-0.51
社会的スキルトレーニング	1	28	-0.88	0.25	-1.38	-0.38
サポートを伴うセルフヘルプ	16	748	-0.86	0.25	-1.36	-0.36
in vivoエクスポージャー	9	199	-0.83	0.12	-1.07	-0.59
サポートなしのセルフヘルプ	9	406	-0.75	0.25	-1.25	-0.26
精神力動的心理療法	3	185	-0.62	0.16	-0.93	-0.31
対人関係療法	2	64	-0.43	0.20	-0.83	-0.04
マインドフルネス	3	64	-0.39	0.22	-0.82	0.03
支持的精神療法	2	54	-0.26	0.24	-0.72	0.20
心理学的プラセボ	6	145	-0.63	0.14	-0.90	-0.36
プラセボ薬	42	3623	-0.47	0.12	-0.71	-0.23

注　表の記載は，効果の大きいものから記載している。効果サイズは0より小さいほど，待機群と比較して効果が大きいことを示す。

3 CBTモデルによる効果の違い

しかし，CBTの中でも，実際に行われる内容には，ばらつきがある。一般的には認知的技法（不安につながる非合理的な思考，破局的な信念や予想を言語的方略・行動的方略で同定し変容する。ソクラテス式問答，認知的・行動的実験などがある）と行動的技法（恐怖反応の馴化や消去を促進する行動的技法。エクスポージャーなどがある）が組み合わされることが多い。また近年では，疾患ごとのCBTモデルが作られ，それに沿ったCBTプログラムを実施することが多い。SADで代表的なモデルは，RapeeとHeimberg（1997）［図❶］，ClarkとWells（1995）［図❷］，Hofmann（2007）［図❸］の3種類があり，それぞれの

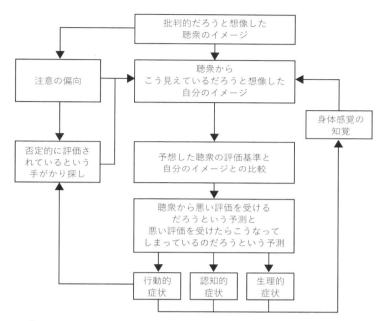

図❶ Rapee & Heimberg

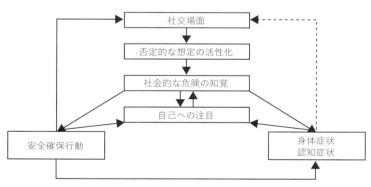

図❷ Clark&Wells

社交不安症の薬物療法と心理療法

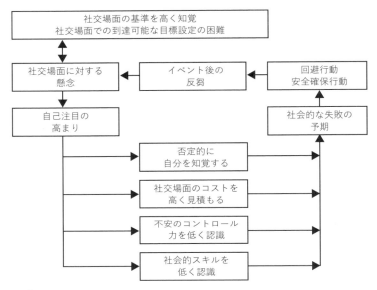

図❸ Hofmann

モデルに基づいたプログラムが開発されている。すべてのモデルに共通して，SADの人が自分自身に関して否定的な信念を持っており，社交場面で他者から否定的に評価されると予測していること，また否定的に評価されることを破局的だと考えていること，そうした予測を避けるための回避行動や社交場面での小さな回避（安全行動）がより悪い結果を引き起こしていることが説明されている（Antony & Rowa, 2008）。

RapeeとHeimberg（1997）のモデルに基づくプログラムの内容は，心理教育，認知再構成，段階的なエクスポージャー，信念の検討と修正，再発予防から構成される［**表❹**］。60分（エクスポージャーセッションは90分）×15セッションで構成される。

ClarkとWells（1995）のモデルに基づくプログラムは，心理教育，注意と安全行動の実験，ビデオフィードバック，注意ト

表❹ 各モデルに基づく認知行動療法の主要な治療要素の比較(金井(2015)を参考に作成)

共通要素	Rapee & Heimberg (1997)	Clark & Wells (1995)	Kocovski et al. (2013)
認知の変容	認知の再構成	ビデオフィードバック	
回避行動をやめる		自己注目と安全行動による悪影響を体験するエクササイズ	思考と感情のアクセプタンス
思考から距離をとる		自分以外の環境や刺激に注意を向けるための体系的なトレーニング	マインドフルネスのエクササイズ 価値や目標の明確化
社交場面に直面する	恐れている社交場面への段階的なエクスポージャー 中核的な信念の検証と修正	ネガティブな信念を検証するための行動実験 中核的な信念の検証と修正	アクセプタンスを用いたエクスポージャー

レーニング,行動実験,記憶の意味の書き換え,予期不安の検討と「振り返り」の検討,事実に基づいた自己イメージの構築,残遺する想定の検討から構成される(Clark & Ehlers, 2008;吉永・清水,印刷中)[表❹]。90分×14セッションである。Hofmann(2007)モデルは集団CBTとなるが,ClarkとWells(1995)に共通している点が多いプログラムである。ただ,行動実験を予期不安と事実の矛盾に気付く(思っていたような失敗はなかった体験をする)ために行うだけでなく,social mishap(実際に失敗となるようなことを体験する)の重要性が強調されている。

Mayo-Wilson(2014)によれば,ClarkとWells(1995)モデルに基づいたプログラムの効果サイズ(ES = -1.56)は,RapeeとHeimberg(1997)モデルに基づいたプログラム(ES = -1.02)や個人CBT(ES = -1.19)と比較して大きい。2つのプログラムを比較すると,認知的技法の用い方と社交的場面に直面する方法に違いがある。認知的技法の用い方については,ClarkとWells(1995)モデルでは,注意と安全行動の実験,注意トレーニング,ビデオフィードバック,行動実験が用いられ

ているのに対して，RapeeとHeimberg（1997）では認知再構成が用いられている。次に，社交的な場面に直面することを，ClarkとWells（1995）モデルでは行動実験として行っているが，RapeeとHeimberg（1997）モデルでは段階的なエクスポージャーとして行っている。

　まず，認知的技法の用い方についてである。ClarkとWells（1995）モデルで行っている注意と安全行動の実験では，セッション内で患者が不安を感じるような場面を設定し（自己紹介など），その中で，「安全行動（場面内での小さな回避のこと。落ち着くために手をいじったり，水を飲んだり，目を合わさないように目を伏せるなど）を行い，相手にどのように見られているか考えること（自己注目）に集中する」場合と，「安全行動をやめて，相手との会話の内容や相手の表情，洋服など自分以外の情報に注目し，自分に注意を向けない」場合とを比較する。そうすることで，不安を下げるつもりで行っていた安全行動と自己注目が，逆に不安を高めていることに気づくのである（吉永・清水，印刷中）。注意トレーニングは，自分以外の情報に注目しやすくする練習である。視覚・聴覚・触覚といった五感に注意を向け，自分自身の内的な情報と外の情報とに交互に集中できるように練習をする（吉永・清水，印刷中）。このように，注意トレーニングでは，SADの人が否定的に評価されると予測していることに対して，思考や身体症状など自分自身の内的な情報と距離をとる練習をするのである。認知再構成でも思考と距離をとるという効果は見られるが（杉浦，2016），より直接的に距離をとる練習となるだろう。

　一方，RapeeとHeimberg（1997）モデルで行っている認知再構成では，社交的な状況，不安を引き起こす思考や予測，不安の強さを具体的に記録し，新たな（不安にならない）思考や予測と，その証拠および合理的な結果を記録する（Antony & Rowa,

2008)。このように，SADの人が否定的に評価されると予測していることに対して，思考内容を合理的なもの，不安になりにくいものに変容していく練習をする。しかし，他者が何を考えているかを明確に見分けることは難しい。そのため新たな思考を案出してもその根拠が曖昧になり，納得できないままになる可能性がある。その場合，新たな思考の案出でいったんは不安が下がっても，また別の不安につながる思考が浮かび，また新たな思考の案出をすることの繰り返しになる場合もある。SADの特徴として挙げられるイベント後の反芻も，まさにこのような状態である。一方，ClarkとWells（1995）モデルでも，認知の再構成を想定して，ビデオフィードバックや行動実験が用いられるが，新たな思考を案出するということに重点をおかず，ビデオや行動した結果といった材料をもとに，思考と現実との矛盾を探すということに絞っている。こうしたやり方の方がSADという疾患に合っているのかもしれない。

　次に，社交的な場面に直面することを，ClarkとWells（1995）モデルでは行動実験として行っているが，RapeeとHeimberg（1997）モデルでは段階的なエクスポージャーとして行っているという点が異なる。上述の通り，ClarkとWells（1995）モデルでは，認知の再構成を想定しており，社交的な場面に直面する前にどんなことが予測されるかを具体的にし，その予測を検証するために実験を行う。一方，RapeeとHeimberg（1997）モデルでは，主として馴化に基づくエクスポージャーとして実施されている（金井，2016）。

　筆者らが所属するクリニックでも，ClarkとWells（1995）モデルに基づく集団CBTを実施している（野口ら，2015）。集団CBT前後でSAD評価尺度の得点は有意に下がること，効果サイズは0.82〜1.23と大きいことが示されており，このモデルに基づく方法が集団であっても有効性の高いことがわかる。実際

に，集団CBTの参加者は，「注意トレーニングを使うことで，社交場面に参加する前に心配したり，終わった後に反芻したりすることで緊張したり落ち込んだりすることが減った」「行動実験をしてみると，心配していたことは起こらなかった」「意外とできた」という感想を述べている。

4 マインドフルネスの効果

CBTの中でも，近年では，マインドフルネス認知療法，メタ認知療法，行動活性化，アクセプタンスアンドコミットメントセラピーなど，第三世代の心理療法と呼ばれるものが注目を浴びている。これらは，認知の内容ではなく機能に注目し，マインドフルネスとアクセプタンスという治療要素を重視していることが共通している（熊野，2012）。しかし，Mayo-Wilson（2014）によれば，その中の1療法であるマインドフルネスの有効性は個人CBTやプラセボと比較して小さい（ES＝－0.39）。

マインドフルネスとは，今，この瞬間の現実に常に気づきを向け，その現実をあるがままに知覚し，それに対する思考や感情には囚われないでいる心の持ち方や存在の有りようを意味する言葉である（熊野，2012）。Mayo-Wilson（2014）が取り上げているマインドフルネスの治療法は，マインドフルネスストレス低減法（Kabat-Zinn, 1990）とマインドフルネス認知療法（Segal et al., 2001）であり，代表的なマインドフルネスの治療法である。具体的な内容は，マインドフルネスストレス低減法では，呼吸への集中，ボディスキャン，ヨーガの練習を通して，瞑想中だけでなく，食事，入浴，掃除中など普段の生活の中で，現在に意識を向け，今という瞬間の体験に対して，受容し，非断定的な態度で集中することを目指した練習をする。マインドフルネス認知療法では，普段，過去や未来についての思考や感情に意識が向き，今行っている行動には意識が向かず「自動操

縦状態」になっていること，その状態がうつ状態につながることに気づくよう促し，マインドフルネスストレス低減法と共通する練習をしながら，「自動操縦状態」から今行っている行動，やるべき行動に意識を向ける練習を行う。

　SADでは，社交場面に向かう前後に心配や反芻をしていることが知られている（Clark & Wells, 1995）。例えば，否定的な評価をされてしまうのではないか（されてしまったのではないか），印象をよくするためにどんな対策をとるべきか（とるべきだったか），でもこの対策をとっても否定的な評価をされてしまうのではないか，と考え続けるのである。この時は，正に過去や未来についての思考や感情に意識が向き，今行っている行動には意識が向かない「自動操縦状態」である。またSAD症状とマインドフルネスの傾向には中等度の負の相関が見られること，マインドフルネス傾向がSAD症状に直接影響すると示されていることからも（Hayes-Skelton & Graham, 2013），マインドフルネスは有効であると予想される。

　それではなぜ効果サイズが小さいのか。要因の1つとして考えられるのは，マインドフルネスストレス低減法やマインドフルネス認知療法では，瞑想中もしくは日常生活の中でマインドフルネスな状態になることを目指しているが，あえて不安場面に直面する要素が少ないことである。SADの人にとっての日常生活は，社交場面をなるべく回避する生活であると予想される。そのため，社交場面でマインドフルネスになる練習を取り入れづらい可能性が考えられる。実際に，Mayo-Wilson（2014）には含まれていないが，マインドフルネスとエクスポージャー両方に重点をおいた介入方法では，効果サイズが治療参加者全体で1.00，治療終了者で1.32となっている（Kocovski et al., 2013）（符号の解釈はMayo-Wilsonら（2014）と逆となる）。マインドフルネスを不安症の人に用いるときには，平常時に用いるだけ

ではなく，それを用いてエクスポージャーしていくことが重要だろう。Kocovskiら（2013）の研究は，集団で行われており，RapeeとHeimberg（1997）モデルに基づく集団CBTと同等の効果であることが示されている。今後は，個人CBTでの効果がClarkとWells（1995）モデルやRapeeとHeimberg（1997）モデルと比較して同等以上となるかどうか検討が期待される。

　Kocovskiら（2013）で行われるマインドフルネスの練習とClarkとWells（1995）モデルで行われる注意トレーニングは，いずれも思考から距離をとる，現実を観察する，という点では共通している。また社交場面に直面する練習についても，思考から距離をとり，現実を観察し，社交場面に直面するという点では共通している。

　しかし，異なる点もある。1点目は，マインドフルネス／注意トレーニングで注意を向ける刺激の内容である。マインドフルネスでは外受容感覚（視覚，聴覚，触覚，嗅覚，味覚など外的な刺激に由来する感覚）と内受容感覚（皮膚，筋，関節，内臓など身体の生理的状態に関する感覚）に意識を向けるが，ClarkとWells（1995）モデルの注意トレーニングでは外受容感覚にのみ焦点をあて，内受容感覚へは注意を向けないように指示される。内受容感覚を含むマインドフルネスの練習による効果には，微細な身体感覚等への気づきが深まること，安定していられる姿勢になることで（井上，2005），筋緊張が緩み呼吸が深くなり自律神経症状が緩和すること，身体保持感が向上することで内外からの刺激に対して安定していられること（大平，2016）が考えられている。実際に身体疾患患者の身体的症状の緩和なども報告されており（Farver-Vestergaard et al., 2015），マインドフルネスは内受容感覚が問題の中心となる疾患や身体疾患に対して有効性がより高いかもしれない。

　しかし，心配に対しては，マインドフルネスでも注意トレー

ニングでも効果に違いがないことも示されている（杉浦，2016）。SADは動悸や息苦しさそのものに対する不安よりも，発汗や赤面，震えといった身体症状が他の人に見られてしまうことや，他者に気付かれ，評価が下がることを不安に思っており，そうした思考にとらわれている状態といえる。ClarkとWells（1995）モデルの効果サイズの大きさを考えると，内受容感覚に意識を向けずとも，外受容感覚に意識を向けて，思考から距離をとることでSAD症状が改善する度合いが高い可能性も考えられる。

　2点目は，RapeeとHeimberg（1997）モデルとの比較でも挙がった，社交的な場面に直面する方法についての違いである。前述の通り，ClarkとWells（1995）モデルでは認知の再構成を想定しており，社交的な場面に直面する前にどんなことが予測されるかを具体的にし，その予測を検証するために実験を行っている。Kocovskiら（2013）では，社交場面に直面することの価値や目標を明確にし，「不安があっても自分の価値や目標に沿って行動し，不安を避けずにマインドフルに体験する練習」としてエクスポージャーを行っている。不安があっても，価値や目標に沿った行動をすることで，その行動は本人にとって意味のあるものであると自覚され，回避することが減っていくのである。不安を避けないことは，安全行動を行わないことであるため，ClarkとWells（1995）モデルと共通する。また，マインドフルに不安場面を体験することにより，これまでの予測と現実の矛盾に気づく可能性も高いことや，馴化が起こる可能性が高いことから，共通する効果も予想されるだろう。ただ前述の通り，内受容感覚への意識の向け方や不安場面での重点の置き方は異なってくる。

　今後，こうした技法の違いを直接比較することで，より精度の高いCBTプログラムやアセスメント方法の開発につながるだろう。このような違いの検討から，SADの疾患像により沿った

モデル，より効果のあるプログラムにつながるかもしれないし，同じ疾患の中でもいずれかのモデル，プログラムに合う傾向の発見につながるかもしれない。

SADに対する薬物療法と心理療法の併用の効果

　SADを対象とした薬物療法と心理療法の併用療法は，各薬物療法，各心理療法と比較して効果サイズが高いことが示されている（ES＝－1.30）。しかし，併用する際にどの薬物療法とどの心理療法を併用するかというエビデンスは出ていない。これまでに4件のRCTが発表されているが，いずれもサンプルサイズが小さい。また心理療法では集団CBTを採用しているRCTが3件あるが，併用している薬物療法についてはmoclobemide（ES＝－1.23），phenelzine（ES＝－1.69），fluoxetine（ES＝－0.95）と一致していない。この3件のRCTに基づいて考察すると，モノアミン酸化酵素阻害薬（moclobemide, phenelzine）とCBTの併用療法では，各治療単独の効果サイズと比較して0.2以上大きくなっていることから，あるいは，併用療法により効果が大きくなる可能性もある。しかし，SSRIについてはそうではない可能性が高い。fuloxetineとの併用療法の効果サイズは，各治療単独の効果サイズとほとんど変わらない。

　近年では，SADに効果のある薬物療法と心理療法を併用するのではなく，エクスポージャー治療の効果を高めるD-cycloserineの併用療法が注目を集めている。この併用療法では，不安そのものを治療するのではなく，エクスポージャー中の学習能力と記憶力を「促進する」(Sudak, 2013)。つまり，エクスポージャー中に，「予測していた最悪の事態が起こらなかった」「不安場面に直面することで，自分にとって良い体験ができた」といったエクスポージャー中の気づきを維持しやすくなるのである。

不安症に対するD-cycloserineとエクスポージャー療法の併用療法のメタ分析によると（Rodrigues et al., 2014），プラセボと比較して有意に効果があるとはいえない。しかし，SADを対象とした研究では，平均効果サイズが－0.31（Hofmann et al., 2006），－0.66（Guastella et al., 2008）と中等度近い効果が示されている。

まとめ

　薬物療法については，SSRI/SNRIが第一選択薬として有効であることがガイドラインでも，臨床試験結果でも示されている。SSRI/SNRIの中では効果に大きな差はないが，有害事象の発現率には違いがある。

　心理療法についても，CBTが第一選択肢として有効であることがガイドラインでも，臨床試験結果でも示されている。CBTの中では，ClarkとWells（1995）モデルに基づくプログラムの効果が大きいことが示されている。他のプログラムと比較すると，思考から距離をとる認知的技法の用い方や社交場面で起こると予測したことを検証する行動実験として社交場面に直面する練習を行うことが効果を大きくしている可能性がある。今後は思考から距離をとる方法や社交場面に直面する方法がより精査される研究が期待される。

　併用療法についてはエビデンスが少ないが，SSRIとCBTの併用は各治療単独の効果と変わらない。近年ではエクスポージャー治療の効果を高める薬剤との併用療法の効果が期待されている。

● 引用文献

Mayo-Wilson, E., Dias, S., Mavranezouli, I., et al.: Psychological and pharmacological interventions for social anxiety disorder in adults; a systematic review and network meta-analysis. Lancet Psychiatry. 1; 368-376. 2014.

National Institute for Health and Care Excellence (NICE) guidelines: Social anxiety disorder; recognition, assessment and treatment. 2013

Bandelow, B., Lichte, T., Rudolf, S., et al.: The diagnosis of and treatment recommendations for anxiety disorders. Deutsches Arzteblatt International. 111; 473-480. 2014.

Katzman, M. A., Bleau, P., Blier, P., et al..: Canadian clinical practice guidelines for the management of anxiety, posttraumatic stress and obsessive-compulsive disorders Canadian clinical practice guidelines for the management of anxiety, posttraumatic stress and obsessive-compulsive disorders. BMC Psychiatry. 14; 27-28. 2014.

De Menezes, G. B., Coutinho, E. S. F., Fontenelle, L. F., et al.: Second-generation antidepressants in social anxiety disorder; meta-analysis of controlled clinical trials. Psychopharmacology. 215; 1-11. 2011.

Hansen, R. A., Gaynes, B. N., Gartlehner, G., et al.: Efficacy and tolerability of second-generation antidepressants in social anxiety disorder. International Clinical Psychopharmacology. 23; 170-9. 2008.

Pollanti, S., & Quercioli, L.: Resistant social anxiety disorder response to Escitalopram. Clinical Practice and Epidemiology in Mental Health. 2; 1-8. 2006.

貝谷久宣, 兼子唯：社交不安障害に対する薬物療法による治療の実際. 精神療法, 37; 426-434, 2011.

Schneier, F. R.: Pharmacotherapy of social anxiety disorder. Expert Opinion on Pharmacotherapy. 12; 615-625. 2011.

Sudak, D. M.: Combining CBT and Medication: An Evidence-Based Approach. John Wiley and Sons. New Jersey, 2011.（貝谷久宣監訳：認知行動療法・薬物療法併用ガイドブック　エビデンスベイスト・アプローチ. 金剛出版．東京，2013.）

Liebowitz, M. R., & Gorman, J. M., Fyer, A. J., et al.: et al. Social phobia. Review of a neglected anxiety disorder. Arch Gen Psychiatry. 42; 729-36. 1985.

塩入俊樹：社交不安症の薬物療法. 不安症研究, 7; 29-39, 2015.

Clark, D. M., & Wells, A.: A cognitive model of social phobia. In Heimberg, R.G., Liebowitz, M. R., Hope, D. A. & Schneier, F. R. (Eds.), Social Phobia: Diagnosis, Assessment, and Treatment. (pp.69-93). Guilford Press. New York, 1995.

Rapee, R. M., & Heimberg, R. G.: A cognitive- behavioral model of anxiety in social phobia. Behaviour Research and Therapy. 35; 741-756. 1997.

Hofmann, S. G.: Cognitive factors that maintain social anxiety disorder; a comprehensive model and its treatment implications. Cognitive Behaviour Therapy. 36; 193-209. 2007.

Antony, M. M., & Rowa, K.: Social Anxiety Disorder; Advances in psychotherapy evidence-based practice. Hogrefe & Huber Publishers. Boston, 2008.（鈴木伸一監訳：エビデンス・ベイスト心理療法シリーズ　社交不安障害．金剛出版．東京，2011．）.

Clark, D. M., & Ehlers, A. 著，丹野義彦翻訳：対人恐怖とPTSDへの認知行動療法—ワークショップで身につける治療技法．星和書店．東京，2008.

吉永尚紀・清水栄司：社交不安障害（社交不安症）の認知療法・認知行動療法マニュアル．不安症研究，印刷中．

杉浦義典：マインドフルネスの心理学的基礎．貝谷久宣・熊野宏昭・越川房子編著：マインドフルネス 基礎と実践．(pp.97-113) 日本評論社，東京，2016.

金井嘉宏：社交不安症の認知・行動療法—最近の研究動向からその本質を探る—．7; 40-51, 2015.

野口恭子・小松智賀・福井至・吉田栄治・貝谷久宣：社交不安症（社交恐怖）［社交不安障害］の集団認知行動療法．認知療法研究，8; 27-36, 2015.

熊野宏昭：新世代の認知行動療法．日本評論社，東京，2012.

Kabat-Zinn, J.: Full Catastrophe Living; Using the Wisdom of Your Body and Mind to Face Stress, Pain, and Illness. Random House. New York, 1900.（春木豊訳：マインドフルネスストレス低減法．北大路書房．東京，2007.）

Segal, Z. V., Teasdale, J. D., Williams, J. M. G.: Mindfulness-Based Cognitive Therapy for Depression; A New Approach to Preventing Relapse. Guilford Press. New York, 2001.（越川房子訳：マインドフルネス認知療法—うつを予防する新しいアプローチ．北大路書房．東京，2007.）

Hayes-Skelton, S., & Graham, J.: Decentering as a common link among mindfulness, cognitive reappraisal, and social anxiety. Behavioural and Cognitive Psychotherapy, 41; 317-328. 2013.

Kocovski, N. L., Fleming, J. E., Hawley, L. L., et al.: Mindfulness and acceptance-based group therapy versus traditional cognitive behavioral group therapy for social anxiety disorder; a randomized controlled trial. Behaviour Research and Therapy. 51; 889-898. 2013.

大平英樹：内受容感覚とマインドフルネス．貝谷久宣・熊野宏昭・越川房子編著　マインドフルネス 基礎と実践 (pp.33-50)．日本評論社，東京，2016.

井上ウィマラ著：呼吸による気づきの教え　パーリ原典「アーナーパーナサティ・スッタ」詳解．佼成出版社，東京，2005.

Farver-Vestergaard, I., Jacobsen, D., & Zachariae, R.: Efficacy of psychosocial interventions on psychological and physical health outcomes in chronic obstructive pulmonary disease; A systematic review and meta-analysis. Psychotherapy and Psychosomatics. 84; 37-50. 2015.

Rodrigues, H., Figueira, I., Lopes, A., et al.: Does d-cycloserine enhance exposure therapy for anxiety disorders in humans? A meta-analysis. PLoS ONE. 9; 1-12. 2014.

Hofmann, S. G., Meuret, A. E., Smits, J. A. J., et al.: Augmentation of exposure therapy with D-cycloserine for social anxiety disorder. Arch Gen Psychiat. 63; 298?304. 2006.

Guastella, A. J., Richardson, R., Lovibond, P. F., et al.: A randomized controlled trial of D-Cycloserine enhancement of exposure therapy for social anxiety disorder. Biol Psychiat. 63; 544-549. 2008.

社交不安症の臨床
評価と治療の最前線

回避性パーソナリティ障害を伴う社交不安症患者の臨床的特徴
社交状況に対する身体症状および対人関係の病理からの探索的検討

横山 知加　　小松 智賀　　高井 絵里
Chika Yokoyama　Chika Komatsu　Eri Takai

はじめに

　社交不安症（social anxiety disorder：SAD）は，人前で話す，社交的な集まりに参加するといった社交状況に対する強い恐怖と回避を主症状とする疾患である（APA, 2000; APA, 2013）。DSM-5 による SAD の診断基準（APA, 2013）では，社交状況で生じる動悸や発汗などの身体症状が，周囲の人々に気づかれ，否定的な評価を受けることへの恐れが特徴として挙げられている。米国の疫学調査（Cox et al., 2009）では，あらゆる社交状況で症状が生じる，全般性 SAD と診断された者のうち 36.4％が回避性パーソナリティ障害（avoidant personality disorder：APD）の診断基準を満たした。また，APD と診断された者のうち約 40％が全般性 SAD の診断基準を満たした。すなわち，SAD に APD が併存することが少なくない。APD を伴う SAD および APD は，SSRI（選択的セロトニン再取り込み阻害薬）などの薬物療法や認知行動療法によって症状が改善することが報告されている（Seedat & Stein, 2004; Deltito & Stam, 1989; Brown et al., 1995）。

　APD は，傷つくことや失敗を恐れるあまり，人と接触したり，様々な活動を回避することを特徴とする（APA, 2000; APA, 2013）。APD の特徴は SAD 症状との重なりが多い（Reich, 2014）。さらに，APD を伴う SAD 患者は，SAD 症状および抑うつ症状が重篤であったことから（Herbert et al., 1992; van Velzen et al., 2000），APD は SAD の重症例であると考えられている（Widiger, 1992）。つまり，SAD と APD の両疾患には，その症状の重症度という量的な違いはあるものの，質的な違いはないと仮定されている。しかし，その一方で SAD と APD に質的な違いがあるとの指摘もある（Rettew, 2000; Lampe, 2015）。

　SAD と APD の両疾患の違いの1つとして，不安に対する身

体症状（somatic anxiety）が指摘されている（Rettew, 2000）。DSM-IVによるSAD診断基準（APA, 2000）に，社交状況に直面することによって不安反応が誘発され，それはパニック発作の形をとることがあると記されている。Rettew（2000）は，SAD患者は社交状況に直面して，パニック発作のような強い身体症状を体験する一方で，APD患者は社交状況に直面すること自体を回避することが多いと指摘している。これらの臨床的知見を踏まえると，APDを伴うSAD患者は，社交状況でパニック発作を体験することが少ないと予測される。また，Tunerら（1992）の研究によると，APDを併存しないSAD患者とAPDを併存するSAD患者の両者で，スピーチ中の心拍数について比較したところ，両者に有意差は示されなかった。すなわち，生理学的指標を用いた客観的評価では，APD診断の有無による社交状況に対する身体症状の差異はみられない。しかしながら，患者の自己評定による主観的評価の場合，両者の社交状況に対する身体症状に違いがあるのかどうかは未だ不明である。APDを伴うSAD患者はSAD症状が重篤であること（Herbert et al., 1992; van Velzen et al., 2000）を考えると，APDを伴うSAD患者は，社交状況に対する自覚的な身体的症状が強いと推測される。

　SADとAPDの両疾患の違いとして，拒絶過敏性も指摘されている（Lampe, 2015）。拒絶過敏性は，対人関係において，それほど深刻ではない批判や軽蔑などに対して過度に反応する症状である。Lampe（2015）は，拒絶過敏性がAPDに関連する症状であると指摘しているが，これまでに拒絶過敏性がSADに関連することが実証的研究で報告されている（Mallott et al., 2009; Fang et al., 2011; 巣山ら, 2014）。重症SAD患者のみを対象とした研究（巣山ら, 2014）では，うつ病を併発しないSAD患者と比べてうつ病を併発するSAD患者は拒絶過敏性が重篤であった。重篤な抑うつ症状を呈することが多いAPD患者（van

Velzen et al., 2000) では，拒絶過敏性もまた重篤であると考えられる。また，巣山ら（2014）は，SAD患者の拒絶過敏性がSAD症状を介さず，抑うつ症状と直接に関連することを報告している。これらの知見から推察すると，APDを伴うSAD患者は拒絶過敏性が重篤である。さらに，その拒絶過敏性が抑うつ症状に影響を及ぼすと考えられる。

　また，APD患者は，他者と比べて自分は存在価値がないといった強い劣等感をもつこと（McGlashan et al., 2005; Lampe, 2015）や他者に対して従順な行動をとることが特徴であると指摘されている（Leising et al., 2006）。このように，拒絶過敏性の他にも，APDに病的な対人態度や対人行動の特徴がある。APDを伴うSAD患者においても，疾患に特有な対人態度や対人行動があるのではないかと考えられるが，未だ不明である。また，APDを伴うSAD患者に特有な対人関係の臨床的特徴を明らかにするためには，対人関係の問題を包括的に評価する必要がある。しかしながら，これまでにAPDを伴うSAD患者の対人関係における病理的側面について包括的に評価した研究はない。さらに，APDを伴うSAD患者の病態について，対人関係の病理的側面から解明しようとする試みはなされていない。

　以上のことから，本研究は，以下のように仮説を立てた。まず，社交状況に対する身体症状に関して，APDを併存しないSAD患者（以下，非併存群）と比べてAPDを併存するSAD患者（以下，APD併存群）の方が，社交状況に直面したときに自覚される身体症状が重篤である。そして，社交状況に直面したときのパニック発作を経験した人が少ない，と予測した。次に，対人関係における拒絶過敏性に関して，非併存群と比べてAPD併存群の拒絶過敏性が強く，その拒絶過敏性が抑うつ症状に影響を及ぼす，と予測した。これらの仮説の検証およびAPDを伴うSAD患者の対人関係の病理的側面を明らかにするために，本

研究では，社交状況に直面したときに自覚される身体症状およびパニック発作の生起の有無について，非併存群とAPD併存群の両群で比較する。さらに，APD併存群において，拒絶過敏性をはじめとする，対人関係の問題について包括的かつ探索的に評価して，これらを両群で比較する。加えて，APD併存群において，SAD症状および抑うつ症状に影響を与える対人関係の要因について検討することを目的とする。

方　法

1 対象者と手続き

2011年3月～2012年12月に都内の心療内科を受診し，DSM-IV-TRによるSAD診断基準（APA, 2000）を満たした，初診SAD患者83名（男性50名，女性33名，平均年齢35.51±11.29歳）を対象に，自己記入式質問紙を用いて調査を実施した。APDを診断するために，DSM-IV-TRによるAPD診断基準（APA, 2000）の全7項目のそれぞれの項目の内容に対して「該当する」または「該当しない」の2件法で，被験者に自己記入式で回答を求めた。質問文は，患者が理解して回答しやすいよう，APD診断基準の項目文の一部を修正して用いた。APDの診断基準に従い，全7項目のうち4項目以上に該当した者をAPDと操作的に定めた。APD診断基準を満たさなかったSAD患者を非併存群（男性28名，女性20名，平均年齢37.06±11.10歳），APD診断基準を満たしたSAD患者をAPD併存群（男性22名，女性13名，平均年齢33.37±11.35歳）とした。非併存群とAPD併存群の両群に男女比（χ^2検定；$\chi^2 = .68$, n.s.）および年齢（Studentのt検定；$t(81) = 1.48$, n.s.）に差異はなかった。

2 調査質問紙

(1) SADに関する問診票

　問診票は，①SADの発症年齢，②SADの発症の引き金となる出来事の有無，③社交状況および社交状況以外におけるパニック発作の生起の有無，④SADに対する治療歴の有無，⑤初診時のSADに対する服薬状況に関する内容であった。

(2) SAD症状

　SAD症状を評価するために日本語版リーボビッツ社交不安尺度（LSAS：Liebowitz Social Anxiety Scale，朝倉ら，2002）を用いた。LSASは，社交状況に対する恐怖症状および回避症状を評価する尺度である。また，社交状況に対する身体症状を評価するために，社交不安障害検査（SADS: Social Anxiety Disorder Scale，貝谷ら，2004; 貝谷，2009）の「身体症状」下位尺度を用いた。

(3) 抑うつ症状

　日本語版ベック抑うつ質問票（BDI-II：Beck Depression Inventory-II，小嶋・古川，2003）を用いた。BDI-II合計得点が20点以上の場合，中等度以上の抑うつ症状を示す。

(4) 対人態度・行動

　病的な対人態度や対人行動を評価するために，筆者らが症状チェックリスト（SCL-90-R：Symptom Checklist-90-Revised，中尾，1995）を参考にして開発している人間関係尺度（HRI：Human Relation Inventory）を用いた。HRIは，①劣等感（「多くの場面で自分は役立たない人間だと思う」など），②恥辱感（「人目を気にする」など），③貢献行動（「頼まれたら嫌といえない」など），④人間関係過敏性（拒絶過敏性）（「自分の感情は

非常に傷つきやすい」など），⑤自閉（「親しみを持てる人は少ない」など），⑥妄想的観念（「自分に対する他人からの攻撃心を感じることがある。」など）の計6つの下位尺度（各5項目）から構成されている。回答は，「1：全く当てはまらない」〜「5：非常に当てはまる」の5件法である。この尺度は，下位尺度の組み合わせによって，主に社交不安症，スピーチ恐怖，回避性パーソナリティ障害，非定型うつ病，妄想性障害といった臨床診断と対応するプロフィールパターンを捉えることを目的に開発されている。

3 倫理的配慮

本調査は，「人を対象とする医学系研究に関する倫理指針」（文部科学省・厚生労働省）に準拠し，個人情報の保護に十分に配慮した。書面にて調査主旨を説明した上で，同意が得られた者を対象とした．

結　果

1 人口統計学的属性とSADに対する治療歴

表❶に，被験者の性別，年代，婚姻状況，就労状況，学歴，SADに対する治療歴の有無，初診時のSADに対する服薬状況について示した。

2 SADの早期発症と発症のきっかけとなる出来事の有無

SADの発症年齢の度数分布図を図❶に示した。小学生以下でSADを発症した早期発症の人数は，非併存群が11名（22.9%），APD併存群が11名（31.4%）で，両群に有意差はみられなかった（χ^2検定；$\chi^2 = .66$, *n.s.*）。また，SADの発症の引き金となる出来事を体験した人数は，非併存群が33名（68.8%），APD

表❶ 被験者の人口統計学的属性と SAD の治療状況

		非併存群 (n=48)		APD併存群 (n=35)	
		N	%	N	%
性別	男性	28	58.3	22	62.9
	女性	20	41.7	13	37.1
年代	10代	2	4.2	1	2.9
	20代	10	20.8	16	45.7
	30代	20	41.7	9	25.7
	40代	11	22.9	6	17.1
	50代	3	6.3	1	2.9
	60代	2	4.2	2	5.7
婚姻	未婚	28	58.3	22	62.9
	既婚	17	35.4	12	34.3
	離婚歴	3	6.3	1	2.9
就労	無職	8	16.7	5	14.3
	有職	36	75	23	65.7
	学生	3	6.3	1	2.9
	アルバイト・パート	0	0	2	5.7
	不明	1	2.1	4	11.4
学歴	中学	1	2.1	2	5.7
	高校	10	20.8	12	34.3
	専門学校	6	12.5	4	11.4
	短期大学	5	10.4	1	2.9
	4年生大学以上	25	52.1	15	42.9
	不明	1	2.1	1	2.9
SADに対する治療歴	治療歴なし	25	52.1	13	37.1
	治療歴あり	23	47.9	22	62.9
初診時のSADに対する服薬状況	服薬なし	38	79.2	24	68.6
	服薬あり	9	18.8	7	20
	不明	1	2.1	4	11.4

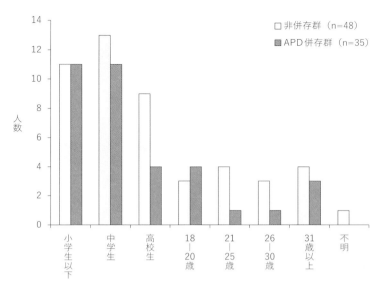

図❶　SADの発症年齢

併存群が23名（65.7%）で，両群に有意差はみられなかった（χ^2検定；$\chi^2 = .06, n.s.$）。

③ SADの重症例とうつ病の併存

LSAS合計得点の度数分布図を図❷に示した。Montgomery（1998）にならい，LSAS合計得点が82点以上を示した者をSADの重症例と定義した。SADの重症例は，非併存群が8名（16.7%），APD併存群が14名（40%）であった。非併存群よりもAPD併存群において，SADの重症例が有意に多かった（χ^2検定；$\chi^2 = 5.66, p < .05$）。

中等度以上の抑うつ症状にあたる，BDI-II合計得点が21点以上を示した者をうつ病とした。うつ病を併存する者は，非併存群が13名（27.1%），APD併存群が20名（57.1%）であった。

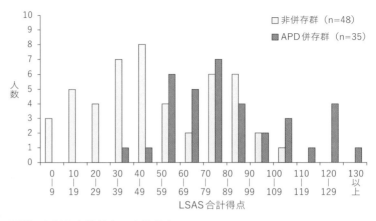

図❷ LSAS合計得点の度数分布

非併存群よりもAPD併存群の方が，うつ病の併存が有意に多かった（χ^2検定；$\chi^2 = 7.25, p < .05$）。

④ APD診断基準の各項目に対する該当者数の割合

　APD診断基準の全7項目に対する平均該当数は，非併存群で1.38±1.36項目，APD併存群で5.29±1.07項目（Studentのt検定；$t(81) = -14.09, p < .001$）であった。非併存群およびAPD併存群のそれぞれに，APD診断基準の項目ごとの該当者数の割合を図❸に示した。非併存群およびAPD併存群の両群ともに，APD診断基準の項目6「自分自身を，社交が下手である，自分をアピールすることができない，他人より劣っている，と思っている」に対する該当者の割合が，非併存群で43.8%（21名），APD併存群で97.1%（34名）と最も高かった。また，非併存群では，APD診断基準の項目2「明らかに好意をもたれる人以外との接触をしたがらない」に対する該当者の割合が10.4%（5名）と最も低かった。

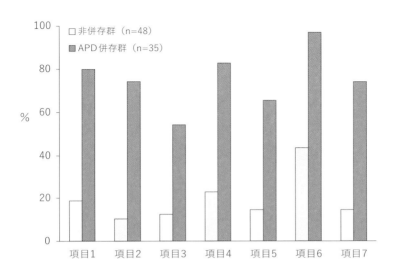

図❸ APD診断基準の各項目に対する該当者数の割合

DSM-IVによるAPD診断基準（APA, 2000より一部改変）	
項目1	批判，非難，拒絶をおそれるあまり，対人接触が重要な職業を避ける。
項目2	明らかに好意をもたれる人以外との接触をしたがらない。
項目3	面目をつぶされる，笑いものにされるのをおそれるあまり，親しい人の中でも慎み深く控えめに振る舞う
項目4	社交的な状況にいるとき，批判されるとか，拒絶されはしまいかという考えが常につきまとう。
項目5	劣等感のために新しい人間関係を結ぼうとしない。
項目6	自分自身を，社交が下手である，自分をアピールすることができない，他人より劣っている，と思っている。
項目7	恥ずかしい立場に立つ可能性があるので，個人的に責任を負うことや新しい仕事に従事することをいやがる。

5 APD診断によるSAD重症度の予測

　APD診断がSADの重症度を予測するかどうかを検証するために，非併存群およびAPD併存群の両群をあわせた全被験者において，従属変数をLSAS合計得点，独立変数を，性別，年齢，

表❷ 非併存群およびAPD併存群のSAD症状および抑うつ症状の群間比較

	非併存群（n=48）	APD併存群（n=35）	t	p
LSAS				
恐怖症状	29.86（14.24）	43.91（11.99）	-4.74	<.001
回避症状	20.04（14.72）	37.34（15.67）	-5.15	<.001
合計	49.90（27.54）	81.26（26.34）	-5.22	<.001
SADS				
身体症状	15.76（ 7.69）	17.60（ 9.50）	-0.96	n.s.
BDI-II合計	12.45（10.02）	24.26（ 8.76）	-5.56	<.001

　APD診断基準の全7項目に対する該当項目数，BDI-II合計得点，初診時の服薬治療の有無，早期発症の有無として，重回帰分析（ステップワイズ法；変数の投入基準 $p<.05$，除去基準 $p<.10$）を行った。その結果，APD診断基準の全7項目に対する該当項目数が有意であった（$\beta=.63, p<.001$）。

⑥ APDの有無によるSAD症状と抑うつ症状の差異

　非併存群とAPD併存群の両群のLSASの「恐怖症状」および「回避症状」下位尺度得点，SADSの「身体症状」下位尺度得点，BDI-II合計得点の各々について，Studentのt検定を用いて比較した［表❷］。非併存群と比べてAPD併存群で，LSASの「恐怖症状」および「回避症状」下位尺度得点，BDI-II合計得点が有意に高かった（順に，$t(79)=-4.74, -5.15, -5.56, p<.001$）。SADSの「身体症状」下位尺度得点は，両群に有意差がなかった（$t(79)=-0.96, n.s.$）。

⑦ SAD症状と抑うつ症状との関連

　非併存群とAPD併存群の各群内において，BDI-II合計得点とLSASの「恐怖症状」および「回避症状」下位尺度得点，SADS

表❸ SAD症状と抑うつ症状の相関分析

	BDI-II合計	
	非併存群（n=48）	APD併存群（n=35）
LSAS		
恐怖症状	.50**	n.s.
回避症状	.36*	n.s.
合計	.45**	n.s.
SADS		
身体症状	.34*	n.s.

**$p<.01$, *$p<.05$

の「身体症状」下位尺度得点との間において，Pearsonの相関分析を行った［表❸］。その結果，非併存群では，BDI-II合計得点とLSASの「恐怖症状」および「回避症状」下位尺度得点，SADSの「身体症状」下位尺度得点との間に正の相関がみられた（順に，$r=.50, p<.01$；$r=.36, p<.05$；$r=.34, p<.05$）。一方，APD併存群では，BDI-II合計得点とLSASおよびSADSのいずれの下位尺度得点とも関連がなかった。

⑧ **APDの有無による社交状況に対する身体症状の差異**
(1) 社交状況に対する身体症状

社交状況に対する身体症状を評価するために，SADSの「身体症状」下位尺度を構成する各項目ごとに，Studentのt検定を用いて両群を比較した［図❹］。その結果，「吐き気，腹部の不快感」項目得点が，非併存群よりもAPD併存群の方が有意に高かった（$t(79)=-3.12$, Bonferroni補正後$p<.05$）。検定の多重性の調整には，Bonferroni法を用いた（alpha $=.05$：$p<.005=.05/10$項目, alpha $=.01$：$p<.001=.01/10$項目）。

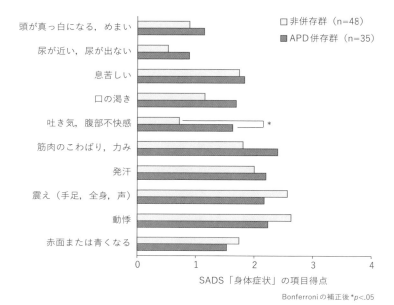

図❹ 非併存群およびAPD併存群のSADS「身体症状」下位尺度の各項目得点の群間比較

(2) パニック発作の生起

社交状況に直面しているときにパニック発作が生起した者は，非併存群が18名 (37.5%)，APD併存群が12名 (34.3%) で，両群に有意差はなかった（χ^2検定； $\chi^2 = 2.59, n.s.$）。また，社交状況以外でパニック発作が生起した者は，非併存群が4名 (8.3%)，APD併存群が0名で，両群に有意傾向がみられた（χ^2検定； $\chi^2 = 3.25, p < .10$）。

9 APDの有無による対人態度・行動の差異

非併存群とAPD併存群の両群のHRIの下位尺度得点（「劣等感」，「恥辱感」，「非主張性行動」，「人間関係過敏性」，「自閉」，

表④ 非併存群およびAPD併存群の人間関係尺度（HRI）得点の群間比較

	非併存群（n=48）	APD併存群（n=35）	t	p
劣等感	12.49（4.20）	19.12（4.16）	-7.04	<.0001
恥辱感	17.81（4.87）	22.21（3.39）	-4.79	<.0001
貢献行動	15.45（4.03）	19.00（3.08）	-4.31	<.0001
人間関係過敏性	12.47（4.55）	16.76（3.78）	-4.49	<.0001
自閉	10.40（3.01）	13.68（3.94）	-4.24	<.0001
妄想的観念	10.38（3.88）	15.03（4.17）	-5.16	<.0001
合計	79.00（19.04）	105.79（13.50）	-7.41	<.0001

「妄想的観念」）について，Studentのt検定を用いて比較した［表④］。その結果，すべての下位尺度において，非併存群と比べてAPD併存群の各下位尺度得点が有意に高かった（順に，$t(79)= -7.04, -4.79, -4.31, -4.49, -4.24, -5.16$, Bonferroni補正後$p < .01$）。検定の多重性の調整には，Bonferroni法を用いた（alpha = .05：$p < .0083 = .05/6$下位尺度, alpha = .01：$p < .0017 = .01/6$下位尺度）。

⑩ APDを伴うSAD患者のSAD症状，抑うつ症状と対人態度・行動との関連

APD併存群内において，BDI-II合計得点を統制して，LSASの「恐怖症状」，「回避症状」下位尺度，およびSADSの「身体症状」下位尺度とHRIの各下位尺度得点との間において偏相関分析を行った［表⑤］。その結果，LSASの「恐怖症状」下位尺度得点とHRIの「貢献行動」，「妄想的観念」下位尺度得点の間において，正の相関がみられた（順に，$r = .36, .47, p < .05$）。そして，LSASの「回避症状」下位尺度得点とHRIの「劣等感」，「妄想的観念」下位尺度得点との間に正の相関がみられた（順に，$r = .36, .43, p < .05$）。SADSの「身体症状」下位尺度得点とHRI

表❺ APD併存群のSAD症状，抑うつ症状と人間関係尺度（HRI）得点の偏相関分析

	LSAS[a]			SADS[a]	BDI-II[b]
	恐怖症状	回避症状	合計	身体症状	合計
劣等感	n.s.	.36*	.35*	n.s.	n.s.
恥辱感	n.s.	n.s.	n.s.	.41*	n.s.
貢献行動	.36*	n.s.	n.s.	n.s.	n.s.
人間関係過敏性	n.s.	n.s.	n.s.	n.s.	.43*
自閉	n.s.	n.s.	n.s.	n.s.	n.s.
妄想的観念	.47*	.43*	.48**	n.s.	.46**
合計	.55**	.54**	.57**	n.s.	.38*

**$p<.01$, *$p<.05$
注 統制変数を，[a]BDI-II合計得点または[b]LSAS合計得点とした。

の「恥辱感」下位尺度得点との間において，正の相関がみられた（$r=.41, p<.05$）。

同様に，APD併存群内において，LSAS合計得点を統制して，BDI-II合計得点とHRIの各下位尺度得点との間に偏相関分析を行った。その結果，BDI-II合計得点とHRIの「人間関係過敏性」，「妄想的観念」下位尺度との間に，正の相関がみられた（順に，$r=.43, p<.05 ; r=.46, p<01$）。

11 APDを伴うSAD患者のSAD症状および抑うつ症状に影響を与える対人関係の要因

APDを伴うSAD患者のSAD症状および抑うつ症状に影響を与える対人関係の要因を明らかにするために，APD併存群内において，従属変数をLSASの「恐怖症状」，「回避症状」下位尺度得点，SADSの「身体症状」下位尺度得点，およびBDI-II合計得点のそれぞれについて，独立変数を，HRIの各下位尺度得点として，重回帰分析（ステップワイズ法；変数の投入基準$p<.05$，除去基準$p<.10$）を行った［図❺］。その結果，LSASの「恐怖

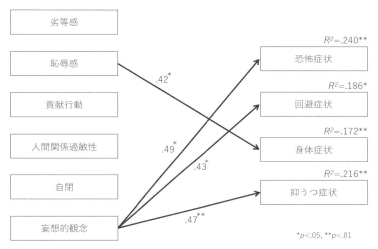

図❺ APD併存群のSAD症状および抑うつ症状に影響を与える対人関係の要因

症状」と「回避症状」下位尺度得点，およびBDI-II合計得点では「妄想的観念」が有意であった（順に，$\beta = .49, p < .05$；$\beta = 43, p < .05$；$\beta = 47, p < .01$）。SADSの「身体症状」下位尺度得点では，「恥辱感」が有意であった（$\beta = .42, p < .05$）。

⑫ APD診断の予測因子

APDに関与する身体症状および対人関係の要因について検討するために，目的変数として，APD診断の有無，説明変数として，非併存群とAPD併存群の両群で有意差が示された，LSASの「恐怖症状」および「回避症状」下位項目得点，SADSの「吐き気，腹部の不快感」項目得点，BDI-II合計得点，およびHRIの各下位尺度得点（「劣等感」，「恥辱感」，「貢献行動」，「人間関係過敏性」，「自閉」，「妄想的観念」）を投入して，ロジスティック回帰分析（尤度比による変数増加法）を行った。その結果，

HRIの「劣等感」下位尺度得点とSADSの「吐き気，腹部の不快感」項目得点が有意であった（順に，オッズ比：1.51, 95％信頼区間：1.24〜1.83, $p < .01$；オッズ比：2.47, 95％信頼区間：1.31〜4.68, $p < .01$）。

考　察

　本研究の目的は，SAD患者のAPD診断の有無による差異を明らかにするために，社交状況に直面したときに自覚される身体症状について，APD併存群と非併存群の両群で比較するとともに，APD併存群の対人関係における臨床的特徴を明らかにすることであった。本研究により，非併存群と比べてAPD併存群は，社交状況に直面したときに吐き気や腹部の不快感がより強いという結果が得られた。また，非併存群と比べてAPD併存群は，抑うつ症状がより重篤であった。そして，非併存群では抑うつ症状とSAD症状と間に正の相関が示されたのに対して，APD併存群の抑うつ症状とSAD症状には関連性がみられなかった。さらに，APD併存群において，妄想的観念がSADの恐怖症状と回避症状，および抑うつ症状に影響を及ぼすことが明らかにされた。本研究は，APDを伴うSAD患者の身体症状および対人関係における臨床的特徴について実証的に示した。

　本研究は，非併存群と比べてAPD併存群は，社交状況に直面したときに自覚される，吐き気や腹部の不快感がより強いとことを示した。吐き気や腹部の不快感に関連する疾患として過敏性腸症候群がある。過敏性腸症候群の特徴とされる内臓知覚の過敏性は，視床，島皮質，前帯状回が関与する（奥村，2015）。これらの脳領域の機能異常はSADの脳画像研究でも報告されている（横山ら，2015）。APDの脳画像研究においても，前帯状回の機能異常が報告されている（Koenigsberg et al., 2014）。す

なわち，非併存群とAPD併存群の両群ともに内臓知覚の異常があると推定される。非併存群よりもAPD併存群でSAD症状が重篤であったことを考えると，APD併存群では内臓知覚がより敏感に反応して，吐き気や腹部の不快感が強く自覚されたのではないかと考えられる。また，特に前帯状回の機能異常は，腹痛や腹部の不快感と同時に，抑うつ症状を生じさせることが知られている（福土，2013）。APD併存群では，社交状況に直面したときに腹痛や腹部の不快感と同時に，不安や恐怖だけでなく，抑うつ症状が生起しているのではないかと推測される。APDを伴うSAD患者の症状評価では，SAD症状や大うつ病エピソードの存在だけでなく，社交状況に直面したときに生じる一過性の抑うつ気分についても評価していくことが重要であると考えられる。また，社交状況以外でパニック発作を経験した患者は，APD併存群と比べて非併存群で多い傾向にあった。今後，分析対象者をさらに増やして検討を重ねていく必要がある。

　これまでに，APDを伴うSAD患者は抑うつ症状が重篤であることが報告されているが（van Velzen et al., 2000），本研究においても同様の結果が得られた。本研究は，非併存群では，SAD症状が重篤であるほど，抑うつ症状も重篤であることが示されたのに対して，APD併存群のSAD症状と抑うつ症状に関連性がみられなかった。つまり，非併存群およびAPD併存群の両群の間に，抑うつ症状の重症度の違いがあるだけでなく，その抑うつ症状の病態がそれぞれに異なる可能性が示唆された。

　重症SAD患者を対象とした研究（巣山ら，2014）では，抑うつ症状と拒絶過敏性との間に正の相関が示されている。本研究でも同様に，APD併存群の抑うつ症状と拒絶過敏性との間に正の相関が示された。本研究では，その拒絶過敏性が抑うつ症状へ影響を及ぼすかどうかについて検討したが，抑うつ症状に影響を与えた変数は，拒絶過敏性ではなく，妄想的観念であっ

た。巣山ら（2014）において，拒絶過敏性の一部を示す，「他者を傷つける不安による非主張性」および「批判されることへの懸念」の下位概念がSADの恐怖症状へ影響を及ぼすことが報告されている。拒絶過敏性の下位概念を用いるなど詳細に検討を行った場合，本研究とは異なる結果が得られる可能性が残されている。

　APD併存群のSAD症状および抑うつ症状に影響を与える対人関係の要因について検討した結果，妄想的観念がSADの恐怖症状，回避症状，および抑うつ症状へ関与することが明らかとなった。本研究で用いたHRIの「妄想的観念」下位尺度の項目は，「悪意のない言葉や出来事に自分を批判したりけなす意味を読み取る」，「策略や罠が仕組まれていると感じることがある」，「自分に対する他人からの攻撃心を感じとることがある」などで，他者の批判に対して過剰に反応して，相手の言動を悪意あるものと考え，疑念を抱く傾向をさす。本邦で多く報告されている対人恐怖症は，「自分の視線がきつくて周囲の人に嫌な思いをさせているのではないか」などで，自分の身体的欠点によって他人に不快感を与えているのではないかという恐れが特徴であり（朝倉，2015），APDを伴うSAD患者の妄想的観念の内容と異なる。APDを伴うSAD患者は，SAD症状の中核とされる，他者から否定的な評価を受けるのではないかという恐れに加えて，他者から悪意を向けられているのではないかという恐れによって特徴づけられると考えられる。また，健常者を対象とした妄想的思考に関する実験（Freeman et al., 2008）において，知覚異常（感覚過敏，視空間の歪み，幻覚など）が妄想的思考の有力な予測因子であったことが報告されている。すなわち，妄想的思考に知覚異常が強く関連する。この知見と本研究結果を総合すると，APDを伴うSAD患者が示す，社交状況に直面したときの強い吐き気や腹部の不快感は，身体の内部の状態を知

覚する内受容感覚の異常による可能性がある。そして，APDを伴うSAD患者は，社交状況に直面したときの内受容感覚異常による違和感を意味づけするために，妄想的観念を抱きやすいと推察できる。今後，APDを伴うSAD患者を対象に，社交状況における知覚異常について評価するとともに，その知覚異常と妄想的観念との関連性について検討してくことが必要である。

本研究の限界と今後の課題

本研究の限界には，まず，APD診断をDSMの診断項目に対して自記式にて回答するという簡便な方法で判定したことにある。本研究では，全被験者83名のうち42%（35名）がAPDと診断された。Reich（2014）によると，これまでの研究で報告されているSADとAPDの併存率の平均は56%で，その範囲は22〜89%と広いことが報告されている。研究によって併存率が大きく異なる主な要因として，研究ごとに対象者の選定とAPDの診断方法が異なることが考えられる。先行研究が示すように，SADに併存するAPDを正確に確定診断することは極めて難しい。本研究のAPD診断がSADの重症度を予測したことを踏まえると，実地臨床では，APDを正確に診断することに主眼を置くよりも，本研究のような簡便な方法を用いて，SAD患者の回避性パーソナリティ特性を把握することが，適切な治療を行う上で重要かつ有用であると考えられる。また，本研究は初診時における横断的評価によってAPD診断を行った。Reich（2014）は，主診断であるSAD症状やその他のストレスの影響から一時的にAPD診断基準を満たす例があり，状態および特性の両側面からAPDを評価する必要性を指摘している。今後，縦断的評価によるAPD診断を実施するとともに，そのAPD診断とSAD症状の改善や悪化との関係性について検討する必要がある。

次に，本研究の対象とされたSAD患者には，パフォーマンス限局型や軽症例が含まれている。LSASのカットオフ値の42点を満たさなかった者は，非併存群で20名（41.7％），APD併存群で1名（2.9％）であった。今後，分析対象者を重症例のみとして，APD診断の有無によるSAD症状や抑うつ症状の差異について検討することが必要である。

　最後に，対人態度・行動を評価するために用いたHRIは，筆者らのグループによって開発が試みられている質問紙であることに留意する必要がある。本研究は，HRIを用いて試験的に検討を行ったが，APDを伴うSAD患者のSAD症状および抑うつ症状に妄想的観念が関与することを示した。本研究の結果から，対人関係の問題について多面的かつ定量的に評価することが，SADの病態理解に有用であると考えられる。今後，我々はHRIを臨床実践で有用な尺度として整備するとともに，HRIを用いて，SAD患者と他の不安症患者の両者で比較して，SAD患者の対人関係の病理に関する知見を積み重ねることが重要である。

結　語

　本研究によって，APDを伴うSAD患者の社交状況に対する身体症状の特徴について明らかにされたことは，SADとAPDの診断に関する臨床症候データの蓄積に寄与すると考えられる。また，妄想的観念がAPDを伴うSAD患者のSAD症状や抑うつ症状に関与することが明らかになり，APDを併発するSADに対する治療において，妄想的観念という新たな治療標的が具体的に示された点で臨床的意義が大きい。

◉引用文献

American Psychiatric Association: Diagnostic and Statistical Manual Mental Disorders (4th ed.). American Psychiatric Association, Washington, D.C., 2000.

American Psychiatric Association: Diagnostic and Statistical Manual Mental Disorders (5th ed.). American Psychiatric Association, Washington, D.C., 2013.

朝倉聡：社交不安症の診断と評価. 不安症研究, 7; 4-17, 2015.

朝倉聡・井上誠士郎・佐々木史・佐々木幸哉・北川信樹・井上猛・傳田健三・伊藤ますみ・松原良次・小山司：Liebowitz Social Anxiety Scale (LSAS) 日本語版の信頼性及び妥当性の検討. 精神医学, 44; 1077-1084, 2002.

Brown, E., Heimberg, R., & Juster, H.: Social phobia subtype and avoidant personality disorder; Effect on severity of social phobia, impairment, and outcome of cognitive behavioral treatment. Behavior Therapy, 26; 467-486, 1995.

Cox, B., Pagura, J., Stein, M., & Sareen, J.: The relationship between generalized social phobia and avoidant personality disorder in a national mental health survey. Depress. Anxiety, 26; 354-362, 2009.

Deltito, J., & Stam, M.: Psychopharmacological treatment of avoidant personality disorder. Compr. Psychiatry, 30; 498-504, 1989.

Fang, A., Asnaani, A., Gutner, C., Cook, C., Wilhelm, S., & Hofmann, S.: Rejection sensitivity mediates the relationship between social anxiety and body dysmorphic concerns. J. Anxiety Disord., 25; 946-949, 2011.

Freeman, D., Gittins, M., Pugh, K., Antley, A., Slater, M., & Dunn, G.: What makes one person paranoid and another person anxious? The differential prediction of social anxiety and persecutory ideation in an experimental situation. Psychol. Med., 38; 1121-1132, 2008.

福土審：脳腸相関とストレス. ストレス科学研究, 28; 16-19, 2013.

Herbert, J. D., Hope, D. A., & Bellack, A. S.: Validity of the distinction between generalized social phobia and avoidant personality disorder. J. Abnorm. Psychol., 10; 332-339, 1992.

貝谷久宣：社交不安障害検査 実施の手引. 金子書房, 2009.

貝谷久宣・金井嘉宏・熊野宏昭・坂野雄二・久保木富房：東大式社会不安尺度の開発と信頼性・妥当性の検討. 心身医学, 44; 279-287, 2004.

Koenigsberg, H., Denny, B., Fan, J., Liu, X., Guerreri, S., Mayson, S., Rimsky, L., New, A., Goodman, M., & Siever, L.: The neural correlates of anomalous habituation to negative emotional pictures in borderline and avoidant personality disorder patients. Am. J. Psychiatry, 171; 82-90, 2014.

小嶋雅代・古川壽亮：日本版BDI-II手引き. 日本文化科学社, 2003.

Lampe, L.: Social anxiety disorders in clinical practice; differentiating social phobia from avoidant personality disorder. Australas Psychiatry, 23; 343-346, 2015.

Leising, D., Sporberg, D., & Rehbein, D.: Characteristic interpersonal behavior in dependent and avoidant personality disorder can be observed within very short interaction sequences. J. Person. Disord., 20; 319-330, 2006.

Mallott, M., Maner, J., DeWall, N., & Schmidt, N.: Compensatory deficits following rejection; the role of social anxiety in disrupting affiliative behavior. Depress Anxiety, 26; 438-446, 2009.

McGlashan, T., Grilo, C., Sanislow, C., Ralevski, E., Morey, L., Gunderson, J., Skodol, A., Shea, M., Zanarini, M., Bender, D., Stout, R., Yen, S., & Pagano, M.: Two-year prevalence and stability of individual DSM-IV criteria for schizotypal, borderline, avoidant, and obsessive-compulsive personality disorders; toward a hybrid model of axis II disorders. Am. J. Psychiatry, 162; 883-889, 2005.

Montgomery, S.: Implications of the severity of social phobia. J. Affect. Disord., 50; 17-22, 1998.

中尾和久：日本語版SCL-90-Rの信頼性と妥当性. メンタルヘルス岡本記念財団研究助成報告集, 6; 167-169, 1995.

奥村利勝：過敏性腸症候群の病態――脳腸相関から考える――. 日消誌, 111; 1334-1344, 2014.

Reich, J.: Avoidant personality Disorder and its Relationship to Social Anxiety Disorders. In Hofmann, S. G. and DiBartolo, P. M. (Eds), Social Anxiety, 3rd edition; Clinical, Developmental, and Social Perspectives. Academic, New York, 27-44, 2014.

Rettew, D.: Avoidant personality disorder, generalized social phobia, and shyness: putting the personality back into personality disorders. Harvard Rev. Psych., 8; 283-297, 2000.

Seedat, S., & Stein, M. B.: Double-blind, placebo-controlled assessment of combined clonazepam with paroxetine compared with paroxetine monotherapy for generalized social anxiety disorder. J. Clin. Psychiatry, 65; 244-248, 2004.

巣山晴菜・兼子唯・伊藤理紗・横山仁史・伊藤大輔・国里愛彦・貝谷久宣・鈴木伸一：重症社交不安障害患者における拒絶に対する過敏性とうつ症状が社交不安症状に与える影響性の検討. 不安症研究, 6; 7-16, 2014.

Turner, S., Beidel, D., & Townsley, R.: Social phobia; a comparison of specific and generalized subtypes and avoidant personality disorder. J. Abnorm. Psychol., 101; 326-331, 1992.

van Velzen, C., Emmelkamp, P., & Scholing, A.: Generalized social phobia versus avoidant personality disorder; differences in psychopathology, personality traits, and social and occupational functioning. J. Anxiety Disord. 14;

395-411, 2000.

Widiger, T. A.: Generalized social phobia versus avoidant personality disorder; a commentary on three studies. J. Abnorm. Psychol., 101; 340-334, 1992.

横山知加・貝谷久宣・谷井久志・熊野宏昭：社交不安症に関する脳画像研究の最前線. 不安症研究, 7; 52-63, 2015.

社交不安症の臨床
評価と治療の最前線

社交不安症における拒絶過敏性

巣山 晴菜
Haruna Suyama

はじめに

　重要他者から軽蔑や批判，拒絶されることに対して敏感に反応する拒絶過敏性は，幼少期の重要他者からの被拒絶体験により形成されるといわれている。この特徴は社交不安と密接に関連し，その根底となるパーソナリティ特性であると考えられているとともに，非メランコリ型うつ病の中核となるパーソナリティとされている。これらのことから，拒絶過敏性と社交不安症の共通点・相違点を述べ，社交不安症患者におけるうつ病の併発リスクとして拒絶過敏性を紹介する。

拒絶過敏性とは

　拒絶過敏性は，うつ病のリスクとなるパーソナリティ特性として，「他者の行動や感情に対する過度の意識と過敏さ（interpersonal sensitivity）」と定義されている（Boyce & Parker, 1989）。拒絶過敏性の高い者は，対人関係のことで考えが占められ他者の対人行動に常に注意が向き，特に拒絶や批判をされたり，そう感じられるような対人相互作用に対して過度に敏感である。したがって，彼らの行動は概して，批判や拒絶を最小限にするために他者の希望に従うよう修正される（Boyce & Parker, 1989）。その後，Harbらにおいて，対人関係における一般的な敏感さと区別するとともに，対人関係における拒絶に関連した恐怖や不快感をよりよく表すために，interpersonal rejection sensitivityと再定義がなされた概念である。拒絶過敏性による社会的・職業的障害は，DSM-5（American Psychiatric Association, 2013）における非定型うつ病の診断基準B項目の1つに挙げられている。

　拒絶過敏性の測定には，BoyceとParker（1989）により開発されたInterpersonal Sensitivity Measure（IPSM）が広く用いら

れている。いずれも健常者を対象とした検討により，原版IPSMは①「対人関係への意識」，②「賞賛欲求」，③「分離不安」，④「臆病さ」，⑤「内的自己の脆弱性」，の5因子構造，本邦においては巣山ら（2014a）により①「関係破綻の不安」，②「他者を傷つける不安による非主張性」，③「批判されることへの懸念」，④「社会的自己像と真の自己像の不一致」，⑤「他者評価追従」，の5因子構造をとることが確認されている。

社交不安症と拒絶過敏性

拒絶過敏性と社交不安症の類似点について，Liebowitzらは，拒絶過敏性は，社交不安症の中心的な特徴を表していると述べている。社交不安症は，社交場面や行為場面において恥をかくことに対する持続的な恐怖を特徴とし，対人場面における警戒，拒絶されることへの恐怖，他者の行動の誤った解釈，劣等感，非主張性，対人場面からの回避，といった拒絶過敏性のさまざまな特徴と合致する（Rapee, 1995；Turk, Lerner, Heimberg, & Rapee, 2001）。この類似点は特に，DSM-IVまでにおいて全般性といわれたタイプの社交不安症において認められる。全般性の者は，広範囲の社会的状況において恥をかくことへの恐怖を感じることから，拒絶過敏性は社交不安症，なかでも全般性の根底となるパーソナリティ特性を表しているといえるだろうと述べられている（Harb et al., 2002）。

しかしながら，社交不安症は一般的に，公共の場で見知らぬ相手に第一印象を与える場面において不安が高まるとされる一方で（Schlenker & Leary, 1982），拒絶過敏性は家族や恋人，友人といった重要他者からの拒絶に焦点を当てている（Downey & Feldman, 1996）という相違点がある。貝谷・林（2003）では，拒絶されることを恐れて人生の重要な役割（授業，アポイ

ントメント，就職面接など）を回避すること（拒絶回避）と全般性の社交不安症とは概念的に異なるとし，「拒絶回避は拒絶とか批判に対して特異的に関与しており，社交不安は理屈に合わない屈辱に対する恐怖である。同じ患者に両者が診断されることは可能であるが，両者は区別される必要がある。拒絶回避の人は通りすがりの社会的状況はなんとはなしに気分よくこなしていけるが，人間関係が関与し，大切な人に拒絶される可能性が出てくると非常に不安になる。他方，全般性の社交不安症の患者は通りすがりの偶発的な状況には気を遣い，拒絶回避の患者が不安に思うような，仕事先の決まり切った人と会う状況に対してはあまり気を遣わない」と述べられている。

　ここで，DowneyとFeldman（1996）は拒絶過敏性を愛着理論の観点から捉えている。愛着理論では，幼少期に受容または拒絶された経験が表象として内在化され内的作業モデルとなり，成人後においても社会的場面での情報処理を制御していると考えている。つまり，幼少期に拒絶されてきた者は，拒絶を避けることに最大の価値を置き，予め拒絶を予期し，それを回避することに最大限の情報処理資源を割くというように，拒絶に対して防衛的な情報処理や情動制御を行うようになる。このことから，人生の早期に養育者などの重要他者から拒絶された経験によって形成された拒絶過敏性が根底となり，その後に形成される他の人間関係における不安と関連する可能性が考えられる。

社交不安症患者におけるうつ病併発のリスクとしての拒絶過敏性

　社交不安症患者は，生涯のうちにその約80％が精神科合併症を伴うことが明らかにされている（Grant et al., 2005）。近年行われた疫学調査（Grant et al., 2005）におけるcomorbidityの比

表❶ うつ病を併発した社交不安症患者における非定型の特徴の割合（N=21）

非定型の特徴	n	%
拒絶過敏性	18	85.7
気分反応性	10	47.6
鉛様麻痺	10	47.6
体重増加または食欲増加	5	14.3
過眠	2	9.5

Note　Schneierら（2003）をもとに作成

率は，何らかの気分障害55.0%，特定の恐怖症36.4%，大うつ病33.4%，全般性不安症21.6%，パニック症20.4%と報告されており，不安症や気分障害との併発率が非常に高い。中でもうつ病との合併については，社交不安症に罹患することでうつ病発症のオッズ比が2.9となることが示されており，本邦においては社交不安症患者の52%がうつ病を併発しているという報告もなされている（永田・大嶋・和田・山田・太田・山内・池谷・切池，2004）。

　BoyceとParker（1989）の定義どおり，拒絶過敏性はうつのリスクとなることが様々な研究により報告されており，社交不安症患者においても例外ではない。Schneierら（2003）は，社交不安症とうつ病を併発した外来患者を対象に面接調査を実施した。社交不安症状重症度にはLiebowitz Social Anxiety Scale（LSAS；朝倉ら，2002），うつ症状の測定にはHamilton Rating Scale for Depression（Williams, 1988），非定型の特徴の確認にはAtypical Depression Diagnostic Scale（Stewart, 1993）を使用した。その結果，うつ病を併発した社交不安症患者の85.7%が，非定型の特徴のうち拒絶過敏性の項目を満たすことが示されている［表❶］。このことからも，社交不安とうつ病の併発には拒

表❷ うつ症状の高低に対する判別分析の結果（N=80）

	負荷量
予測変数（拒絶過敏性）	
対人関係における心配と依存	0.96
自尊心の低さ	0.49
非主張的対人行動	0.47
統計量	
固有値	0.64
分散説明率	82.5
正準相関	0.63
Wilk's Lambda	0.61***

***$p < .001$

絶過敏性が関連している可能性が指摘されている。

　Harbsら（2002）は外来社交不安症患者を対象にIPSM（Boyce & Parker, 1989）を実施し，社交不安症患者における拒絶過敏性は①「対人関係における心配と依存」，②「自尊心の低さ」，③「非主張的対人行動」，の3因子構造をとることを明らかにした。

　筆者らが社交不安症患者を対象としてHarbら（2002）の尺度を実施した質問紙調査（未公表）においても，上記の可能性を支持する知見が得られている。DSM-IV-TRにより主診断が社交不安症と診断された外来患者54名（男性16名，女性38名，34.80±13.06歳）を対象に，拒絶過敏性（IPSM；巣山ら，2014）およびうつ症状（Beck Depression Inventory-II；BDI-II；小嶋・古川，2003）を測定した。BDI-II合計得点の14点を基準に高低に群分けし，IPSMの下位因子得点を予測変数，BDI-IIの高低をグループ化変数とした判別分析を実施したところ，8割以上が正しく分類された［表❷，❸］。つまり，拒絶過敏性の高さによりうつ症状の高低を予測し得る可能性があるといえる。また，IPSMの下位因子のなかでも，「対人関係における心配と依

表❸ 分類結果

		予　測		
		14点以上	14点未満	合計
実　測	14点以上 (N)	17	3	20
	14点未満 (N)	11	49	60
	14点以上 (%)	85.0	15.0	100.0
	14点未満 (%)	18.3	81.7	100.0

表❹　ADAの有無による拒絶過敏性の差異

IPSM	ADA有 (n=7)		ADA無 (n=20)		t
	M	SD	M	SD	
対人関係における心配と依存	35.00	7.21	31.25	8.35	-1.14
自尊心の低さ	27.29	4.11	24.00	4.08	-1.82 †
非主張的対人行動	26.71	4.46	22.68	4.44	-2.05 *
合計	85.71	15.05	72.84	16.57	-1.88 †

***p < .001

Note　ADA, 不安抑うつ発作；IPSM, Interpersonal sensitivity measure Anxious-Depressive Atack；ADA

存」因子が特に高い負荷量を示した。

　また，社交不安症を含む不安症にうつ病が併発した病態には，不安・抑うつ発作の症状が認められることが指摘されている（貝谷，2009）。不安・抑うつ発作とは，「突然理由なく不安・焦燥感，抑うつ感，孤独感等の感情が発作的に出現し，過去の嫌悪すべき記憶がフラッシュバックとして出現する」と定義されている。上述の質問紙調査において，ADAの有無を独立変数とし，拒絶過敏性の各下位因子および合計得点を比較したところ，「自尊心の低さ」得点で有意傾向（$t(25) = -1.82$, $p < .10$），「非主張的対人行動」得点で有意（$t(25) = -2.05$, $p < .05$）にADAのある者の方が高得点であった［表❹］。

表❺　社交不安症状を統制した拒絶過敏性とうつ症状の関連（N=62）

	BDI-II
関係破綻の不安	.40**
他者を傷つける不安による非主張性	n.s.
批判されることの懸念	.37**
社会的自己像と真の自己像の不一致	.63***
他者評価追従	.54***
計	.57***

***$p<.001$，**$p<.01$

Note　BDI-II：Beck Depression Inventory-II，巣山ら（2014b）をもとに作成

　巣山ら（2014b）は，社交不安症患者62名にIPSM（5因子版），BDI-II，LSASを実施した。分析の結果，社交不安症状を統制してもなお，拒絶過敏性とうつ症状は中程度以上の関連を示した［表❺］。拒絶過敏性のなかでも特に，「社会的自己像と真の自己像の不一致」（$r=.63$，$p<.001$）および「他者評価追従」（$r=.54$，$p<.001$）の高さがうつ症状の高さと強い関連を示した。うつ症状を統制した場合は拒絶過敏性と社交不安症状はほとんど関連を示さなかった。また，拒絶過敏性とうつ症状を予測変数に投入した重回帰分析により，うつ症状が社交不安症状に影響を与えることが示された［表❻，❼］。これらのことから巣山ら（2014）は，社交不安症患者が「本当の自分を知られたら嫌われてしまう」と考え，他者から嫌われないために社会的な場面において本来の自己を隠して他者から受け入れられやすいように振る舞うことや，自己に自信が持てないために「他者に良いといわれなければそう思えない」というように物事の判断基準を外部（他者）に置くことが，うつ症状を高め，うつ症状の高さが社会的状況に対する恐怖や，恐怖を感じる状況からの回避に関連している可能性を見出している。

表❻ 社交不安患者の拒絶過敏性とうつ症状が社交不安症状の恐怖に与える影響（N=62）

		Step1	Step2
IPSM	関係破綻の不安		
	他者を傷つける不安による非主張性	.28*	
	批判されることの懸念	.38**	
	社会的自己像と真の自己像の不一致		
	他者評価追従		
BDI-II	合計	—	.33**
	R^2	.33***	.41***
	Adjusted R^2	.31***	.37***
	$\varDelta R^2$		.08***

***$p<.001$, **$p<.01$, *$p<.05$
Note　IPSM: Interpersonal Sensitivity Measure, BDI-II：Beck Depression Inventory, 巣山ら（2014b）をもとに作成

表❼ SAD患者の拒絶過敏性とうつ症状が社交不安症状の回避に与える影響（N=62）

		Step1	Step2
IPSM	関係破綻の不安		
	他者を傷つける不安による非主張性		
	批判されることの懸念		
	社会的自己像と真の自己像の不一致		
	他者評価追従	.33*	
BDI-II	合計	—	.49***
	R^2	.11***	.26***
	Adjusted R^2	.10***	.23***
	$\varDelta R^2$		.15***

***$p<.001$, *$p<.05$
Note　IPSM: Interpersonal Sensitivity Measure, BDI-II：Beck Depression Inventory, 巣山ら（2014b）をもとに作成

おわりに

　拒絶過敏性と社交不安症はその経過の中で関連しあうことが示唆され，拒絶過敏性はうつ病のリスクとなることから，社交不安症患者における拒絶過敏性の高さは注意すべき特徴であると考えられる。

　拒絶に対する過敏性のなかでも，社交不安症状と直接の関連が認められた，批判されることへの懸念や非主張性については，社会的状況における認知再構成法やエクスポージャーを中心とした，社交不安に対する標準的な心理療法においても扱われている。それらに加え，他者から拒絶や軽蔑されることを恐れるがあまり社会的状況において望ましい自己を振る舞うことや，自己に価値判断の基準がないことから他者の意見を拠りどころにする態度に対して介入を行うことの重要性が示唆されている。近年，拒絶に対する過敏性について，パーソナリティ特性としてだけでなく，他者から拒絶されることへの予期や反応の，場面による変動性が着目されている（Davidson et al., 1989；Luty et al., 2002）。つまり，上記の介入についても，個人の特性的側面としてだけではなく，患者が日常生活で体験している状況を取り上げ，拒絶されることに対する過剰な予期や，拒絶されることが自己概念に及ぼす影響といった認知的側面や，相手からの拒絶を避けるために望ましい自己を振る舞う態度や行動的な側面を扱うことが役立つ可能性が考えられる。

● 引用文献

American Psychiatric Association: Diagnostic and statistical manual of mental disorders（5th ed.DSM-5）. American Psychiatric Association, Washington, D.C., 2013.

American Psychiatric Association: Diagnostic and statistical manual of mental disorders（4th ed., text rev.; DSM-IV-TR）. Washington, D.C., American

Psychiatric Association, 2000.（高橋三郎, 大野 裕, 染谷俊幸監訳：精神疾患の診断・統計マニュアル. 医学書院, 東京, 2002.）

朝倉聡・井上誠士郎・佐々木史・佐々木幸哉・北川信樹・井上猛・傳田健三・伊藤ますみ・松原良次・小山司：Liebowitz Social Anxiety Scale（LSAS）日本語版の信頼性及び妥当性の検討. 精神医学, 44; 1077-1084, 2002.

Boyce, P., & Parker, G.: Development of a scale to measure interpersonal sensitivity. Aust. N. Z. J. Psychiatry, 23; 341-351, 1989.

Davidson, J., Zisook, S., Giller, E., & Helms, M.: Symptoms of interpersonal sensitivity in depression. Compr. Psychiatry, 30; 357-368, 1989.

Downey, G., & Feldman, S. I.: Implications of rejection sensitivity for intimate relationships. J. Personal. Soc. Psychol., 70; 1327-1343, 1996.

Grant, B. F., Hasin, D. S., & Blanco, C.: The epidemiology of social anxiety disorder in the United States; results from the National Epidemiologic Survey on Alcohol and Related Conditions. J. Clin. Psychiatry, 66; 1351-1361, 2005.

Harb, G. C., Heimberg, R. G., Fresco, D. M., Schneier, F. R., Liebowitz, M. R.: The psychometric properties of the Interpersonal Sensitivity Measure in social anxiety disorder. Behav. Res. Ther., 40; 961-979, 2002.

貝谷久宣：神経科・精神科・古参医の戯言12「不安・抑うつ発作」発見の歴史（9）拒絶過敏性. 精神療法, 41; 905-914, 2015.

貝谷久宣・林恵美：パニック障害と非定型うつ病との関係. 樋口輝彦・久保木富房・貝谷久宣・不安抑うつ臨床研究会編：うつ病の亜型分類. 日本評論社, 東京, 41-68, 2003.

小嶋雅代・古川壽亮：日本版BDI-II 手引き. 日本文化科学社, 東京, 2003.

Luty, S. E., Joyce, P. R., Mulder, R. T., Sullivan, P. F., & McKenzie, J. M.: The interpersonal temperament and character. J. Affect. Disord., 70; 307-312, 2002.

sensitivity measure in depression: Association with 永田利彦・大嶋淳・和田彰・山田恒・太田吉彦・山内常生・池谷俊哉・切池信夫：社会不安障害患者における大うつ病性障害の生涯診断. 精神医学, 46; 381-387, 2004.

Schneier, F. R., Blanco, C., Campeas, R., Lewis-Fernandez, R., Lin, S., Marshall, R., Schmidt, A. B., Sanchez-Lacay, J. A., Simpson, H. B., & Liebowitz, M. R.: Citalopram treatment of social anxiety disorder with comorbid major de-pression. Depress. Anxiety, 17; 191-196, 2003.

巣山晴菜・貝谷久宣・小川祐子・小関俊祐・小関真実・兼子唯・伊藤理紗・横山仁史・伊藤大輔・鈴木伸一：本邦における拒絶に対する過敏性の特徴の検討；非定型うつ病における所見. 心身医学, 54; 422-430, 2014a.

巣山晴菜・兼子唯・伊藤理紗・横山仁史・伊藤大輔・国里愛彦・貝谷久宣・鈴木伸一：重症社交不安障害患者における拒絶に対する過敏性とうつ症状が社交不安症状に与える影響性の検討. 不安症研究, 6; 7-16, 2014b.

Turk, C. L., Lerner, J., Heimberg, R. G., & Rapee, R. M.: An integrated cognitive-behavioral model of social anxiety. In Hofmann, S. G., & DiBartolo, P. M. (Eds.), From Social Anxiety to Social Phobia; Multiple Perspectives. 281-303, Allyn and Bacon, Needham Height, MA, 2001.

Williams, J. B., Link, M. J., Rosenthal, M. E., Terman, M.: Structured interview guide for the Hamilton depression rating scale, seasonal affective disorders version (sigh-sad). New York State Psychiatric Institute, New York, 1988.

社交不安症の臨床
評価と治療の最前線

社交不安症にみられる不安・抑うつ発作

正木 美奈 貝谷 久宣
Mina Masaki Hisanobu Kaiya

はじめに

　近年，うつ病の多様化が指摘され，不安症の併存に注意を払うことが重要とされる。アルコールおよび関連障害に関する米国の全国疫学調査（National Epidemiologic Survey on Alcohol and Related Conditions；NESARC）は，うつ病に何らかの不安症が併存する割合を41.4%と報告している（Grant et al., 2005）。不安症は，うつ病と並んで精神疾患の中でも特に有病率が高い。そして，このうつ病と不安症とが併存した場合，重症で難治となり，予後も不良であることが報告されている（Postermak et al., 2002；貝谷，2008）。

　不安症の中でも社交不安症（Social Anxiety Disorder；SAD）は，その発症年齢が比較的若く，生涯有病率は12.1%（Kessler et al., 2005）と，他の精神疾患と比べても頻度が高い。また，SADの併存症は，早期に発見し，介入することが必要であるとされている（Tsuchiya et al., 2009）。

　貝谷（2007）は，不安症とうつ病とが併存した場合や非定型うつ病の患者に共通してみられる症状を捉え，これを不安・抑うつ発作として着目している。これまでに，不安・抑うつ発作をターゲットにした治療を導入し，有効性を確認している（貝谷，2013）。しかし，この不安・抑うつ発作については知られていない部分が多く，患者本人も気がつかないことが多い。

　本稿では，不安・抑うつ発作について述べ，それを示したSADの症例を報告する。また，研究Iとして，SAD患者で不安・抑うつ発作があった患者となかった患者とを比較した結果を示す。研究IIとして，不安・抑うつ発作をもつSAD症状が高い患者（以下，SAD患者）の不安・抑うつ発作の特徴を示す。これらのことから，不安・抑うつ発作をターゲットに用いた治療の可能性について考察をする。

不安・抑うつ発作

　貝谷（2009；2013；2017）によれば，不安・抑うつ発作とは，場にそぐわない状況において強い不安感または抑うつ感を主とする情動発作が不意に出現し，それに引き続き，過去の好ましくない記憶が侵入し，激しい不安・焦燥感が生じ，この苦痛に対し種々の対処行動がみられる一連の症候群である。この不安・抑うつ発作中に起こる侵入思考は，約80％にフラッシュバックとして経験される。侵入思考の内容は，いじめられたこと，叱られたこと，侮辱や羞恥を感じた体験など，患者にとって好ましくない思い出であることが多い。周囲の人にとっては，誰にでも経験することであったり，大した問題ではないと考えられたりすることであるが，患者にとっては強いストレスとなる非常に深刻な出来事である。この根底には，拒絶過敏性が存在する。対処行動の中には，リストカット，大量服薬，過食，および他者への攻撃などの逸脱行動をとる患者もときにみられる。また，このような不快な体験を繰り返し経験することにより，拒絶過敏性がますます先鋭化する。このような意味で侵入思考のエピソード記憶はトラウマ体験であるといえる。さらに，それが長期にわたり生活に無力さや障害を与えることになるため，より深刻である。別の見方をすると，不安・抑うつ発作がある患者は，たとえ些細な出来事でも深刻な事態であると受け止めやすい心情にある（貝谷，2008）。この拒絶過敏性は，他者の行動や感情に対する過度の意識と過敏さのことであり，早期発症のパーソナリティ傾向とされる（Boyce & Parker, 1989）。こうした特徴を持つものは，非定型うつ病であることも多く（Liebowitz et al., 1985），拒絶過敏性の高いものは，他者の対人行動に対する不適当で頻繁な勘違い，対人関係の回避や非主張的な行動，他者の存在による不安などがあると指摘されている

（巣山, 2014）。また，社交不安症の患者にうつ病を併存すると非定型の特徴を呈しやすい（吉村, 2011）ことや，不安・抑うつ発作がある患者は，人間関係に献身的，利他的態度をとることが多いことなどが知られている（貝谷, 2016）。これらの見解をまとめると，不安・抑うつ発作は，SADの恐怖対象の中核である"他人からの評価"が発展したものと推測できる。

症例報告

不安・抑うつ発作を訴えたSADの症例

【症例】Aさん，20代，女性

【主訴】緊張する，気分が落ち込む

【現病歴】中学1年時，クラスメイトからいじめを受けた。高校3年の夏，通学途中の電車や教室の中で，ときどき頭痛やめまいが出現し，恐怖を感じることがあった。他人に症状を気づかれることが嫌で教室や外出を避けるようになり，大学に入学して1年くらいで退学した。食欲は通常以上にあり，体重が増え，睡眠は昼夜逆転化し，過眠がみられた。母親と近医を受診した結果，うつ病と診断されて薬を飲んだものの，依然として疲れやすく，夕方は特に気分が悪くなることがあった。はっきりとした誘因はなく，淋しさや不安感と胸の締めつけられるような何とも言えない強い感情に襲われた。そのときには過去にいじめにあったシーンや言葉が鮮明に甦り，いてもたってもいられない焦燥感があった。手当たり次第に甘いものを食べたり，母親に八つ当たりをしたり，リストカットをしてこの気持ちを紛らわせた。一方，翌日はいつもの通りのAさんに戻っていた。友達に誘われればライブや買い物にも出かけて楽しむこともできた。本人も家族もこの状態が理解できなかった。非定型うつ病の本を読み，

主治医のもとを受診した。

　初診で用いた心理検査の結果は，日本語版ベック抑うつ質問票（BDI；Beck Depression Inventory，小嶋・古川，2003）32点，うつ性自己評価尺度（SDS；Self-rating Depression Scale，福田・小林，1983）53点，シーハン不安尺度（SPAAS；Sheehan Patient Rated Anxiety Scale，貝谷，2004）92点，社交不安障害検査（SADS：Social Anxiety Disorder Scale，貝谷，2009）90点，日本語版リーボビッツ社交不安尺度（LSAS-J；Liebowitz Social Anxiety Scale 日本語版，朝倉ら，2002）104点であった。これまでの経過や現在の状態から，非定型うつ病，社交不安症の診断がなされた。

【治療経過】Aさんと母親に対して，障害となっている主な状態は「不安・抑うつ発作」であることを伝え，症状のメカニズム，治療法を説明した。不安・抑うつ発作の消失を狙って薬物治療と環境調整がとられ，生活の仕方や母親の対応法などについて話合い，そして実践を繰り返した。波はあるものの少しずつ不安・抑うつ発作の回数は減り，それに伴って過食や母親への攻撃は減少していった。また，アルバイトをし始め，生活を少しずつ楽しむことができるまでに改善した。

倫理的配慮

　症例は，個人が特定されないように，多少の変更を加えた。また，対象者から書面にて同意を得た。

症例からみる不安・抑うつ発作

　Aさんは「はっきりとした誘因はなく，淋しさや不安，自己嫌悪の感情が強くわき上がる」ことを述べている。それに引き続いて「過去のいじめられたシーンや言葉も鮮明に甦ってくる」体験をしている。このAさんが訴える情動は，過食の衝動になっ

たり，母親への攻撃，リストカットへの行動化のきっかけとなっている。このように，週に何日か認められる情動発作が不安・抑うつ発作として確認でき，種々激しい行動は，不安・抑うつ発作の苦痛から逃れるための対処の1つであると考えられた。

　患者が「何となく憂うつ」，「居てもたってもいられなくなることがある」，「夕暮れが悪い，悲しくなったり，泣いた」，「昔の嫌なことが思い出されて辛い」，「リストカットした」，「あちこちの物を投げたり，お母さんにも怒鳴ってしまったが，後から冷静になってみると別人のよう」などを訴えるならば，これが不安・抑うつ発作である。これを捉えることによって，患者や家族が深刻な状況に陥り意気消沈してしまっている状態から改善の兆しをもたらす可能性があると考える。一見，人格障害や手の施しようがないとされがちであるが，それでは症状が消えることもないし，治療の方向性が不明なまま長期で難治となってしまう。患者が苦しんでいる状態をきちんと押さえておくことは，薬物療法のみならず，患者の理解や精神療法を併用する場合にもアセスメントから心理的援助まで行うに際して重要である。

研究報告

　SAD患者にみられる不安・抑うつ発作を明らかにすることを目的に，研究Ⅰでは，SAD患者の不安・抑うつ発作の有無による症状の比較，研究Ⅱとして，SAD症状が強い患者を対象に不安・抑うつ発作についての詳しい面接をした結果を報告する。なお，不安・抑うつ発作を以下のように定義し，ADA（Anxious Depressive Attack）と表記した。

1 不安・抑うつ発作の定義

　激しい精神的苦痛や不快を感じるはっきり他と区別できる期間で，（A）に示すような情動のうち2つ（またはそれ以上）が関連するきっかけがなく突然出現し，10分以内でピークに達する。そしてその間には（B）に示すごく軽い身体症状が同時に発現する。

　突然の情動や関連する考えや思考の連鎖は，前述の思考や行動に起因することは，本研究におけるADAとみなさない。さらに，不安状況とくに広場恐怖の前後関係で発現する不安発作もADAとは考えない。

(A) 情動症状
1. 不安・焦燥感
2. 悲哀感
3. 自己嫌悪感
4. 絶望感
5. 孤独感
6. 無力感
7. 抑うつ感
8. 自己憐憫感
9. 自責感
10. 羨望
11. 空虚感
12. 離人感
13. 制御困難感
14. 死の恐怖

(B) 身体症状
1. 落涙
2. 動悸，心悸亢進，または心拍数の増加
3. 発汗
4. 身震いまたは震え
5. 息切れ感または息苦しさ
6. 窒息感
7. 胸痛または胸部の不快感
8. 嘔気または腹部の不快感
9. めまい感，ふらつく感じ，頭が軽くなる感じまたは気が遠くなる感じ
10. 異常感覚（感覚麻痺またはうずき感）
11. 寒感または熱感

② 分析方法

すべての統計分析には，SPSS13.0 for Windows統計パッケージを用いた。測定指標の平均値の比較には，対応のないt検定を実施した。ADA頻度の群による測定指標の違いは，一元配置の分散分析を用いた。

倫理的配慮

本研究は，医療法人和楽会の倫理審査委員会の承認を得て実施された。外部機関の資金やその他の委員会から独立して行われた。なお，対象者には研究の主旨についてインフォームドコンセントを行い，同意を得た上で実施した。

研究I

① 方法

（1）対象と手続き

対象は，2006年10月から2008年12月に不安障害と気分障害を専門とした東京と名古屋の2つの外来クリニックを受診したSAD患者63名（34.4±11.4歳，男性24名，女性39名）である。精神医学的診断は，DSM-IV-TRの診断基準に従った。

（2）測定指標

（a）抑うつ症状を評価するために，BDIとSDSを用いた。
（b）SAD症状を評価するために，LSAS-JとSADSを用いた。

② 結果

（1）基本属性

過去1カ月にADAがあった患者（以下，ADA＋）28名（44.4％，26.7±9.3歳，男性8名，女性20名），ADAがなかっ

表❶ 不安・抑うつ発作の有無における測定指標の得点の比較

	ADA＋		ADA －		
	N = 28 (M：8, F：20)		N=35 (M：16, F：19)		
	Mean	SD	Mean	SD	
Age	26.7	9.3	33.4	12.2	n.s.
BDI	26.7	6.6	18.2	12.5	*
SDS	57.5	6.1	45.5	13.0	**
SADS	67.4	23.9	61.6	24.7	n.s.
LSAS-J	81.6	26.7	62.2	26.6	*

*$p<.05$, **$p<.01$, n.s.：not significant　　　　　　　　　　　　N=63

た患者（以下，ADA －）35名（55.6％，33.4 ± 12.2歳，男性16名，女性19名）であった。うつ病を併存したSAD患者は18名で，14名（77.8％）はADAを認めた。うつ病の併存がないSAD患者45名では，14名（31.1％）にADAを認めた。

（2）うつ症状，SAD症状

ADA＋とADA －とで比較した結果を表❶に示した。ADA＋とADA －とでは，年齢による差は認めなかった。BDI，SADの合計得点では，ともにADA＋の方がADA －より有意に高かった（BDI：$t(61) = -3.24$，$p<.05$，SDS：$t(61) = -4.48$，$p<.01$）。LSAS-Jは，ADA＋の方がADA －より有意に高かったが，SADSは有意な差を認めなかった（LSAS-J：$t(61) = -4.08$，$p<.05$，SADS：$t(61) = -2.88$，n.s.）。

以上より，SAD患者でADAを伴った方が，主疾患のSAD症状がひどく，うつ症状も重篤である。また，SAD患者でうつ病を併存した場合，同時にADAも有している可能性が示唆された。社交状況に対する身体症状には違いを認めなかった。

研究 II

1 方法

(1) 対象と手続き

研究 I と同様の時期と場所で実施した。対象は、ADA＋で、LSAS-J の合計得点が 70 点以上あった 86 名（女性 70 名、男性 16 名、26.9 ± 8.3 歳）であった（以下、SAD 患者）。再検査を初回から 1 年後に実施した。

(2) 測定指標

(a) ADA に関する問診

著者が作成した構造化インタビューに従い、①ADA の発現回数（週および月）、②ADA の初発年齢、③ADA と主病の発現時期、④ADA の発現状況（時間、場所、行動）、⑤精神症状（不安・焦燥感、悲哀感、自己嫌悪、絶望感などの 14 項目についての有無）、⑥身体症状（動悸、発汗、震え、胸痛などの 11 項目についての有無）、⑦対処行動（リストカット、物にあたる、過食、喫煙などの 16 項目についての有無）を評定した。1 年後に追跡可能だった患者には、ADA の有無を確認した。

(b) 精神医学的評価

I 軸の精神障害の診断は、Mini International Neuropsychiatric Interview 日本語版（MINI：Sheehan et al, 1998）、II 軸のパーソナリティ障害の診断は、半構造化面接である SCID 日本語版（SCID II：First et al., 2002）を用いた。

(c) 抑うつ症状

自記式質問紙は、BDI、SDS を用いた。構造化面接は、SIGH-D（Williams, 1988）日本語版（中根、2003）を用い、ハ

ミルトンうつ病評価尺度（HAM-D$_{17}$：Hamilton, 1960）にて評定した。

(d) 不安症状

自記式質問紙は，シーハン不安尺度（SPAAS）を用いた。構造化面接は，HARS-IG（Bruss, et al., 1994）の日本語版（大平・上島ら，2005）を用い，ハミルトン不安評価尺度（HAM-A）にて評定した。

(e) SAD症状

自記式質問紙は，LSAS-JとSADSを用いた。

2 結果
(1) 基本属性

SAD患者のLSAS-Jの合計得点の平均は93.8±20.8点だった。診断基準に該当する併存疾患を72名に認めた。その平均数は，Ⅰ軸は2.8±1.4，Ⅱ軸は1.9±1.0だった。64名（88.9%）はSADに加えて別の不安症が併存し，広場恐怖症54名（75.0%）が最も多かった。気分障害は55名（76.4%）が併存し，非定型の特徴を伴うものは22名（40.0%）だった。結果を表❷に示した。

(2) 不安・抑うつ発作の臨床的特徴

受診年齢，ADAの発現年齢，罹病期間などを表❸に示した。SAD患者の58.1%は，医療機関を受診する前からADAがあり，精神疾患よりもADAの罹病期間の方が長かった。38名（44.2%）は，ADAが3年以上継続した。1年後に再調査ができた53名のうち，32名（60.3%）にADAを認めた。

ADAの発現した時間，場所，状況について表❹に示した。最も生じる時間帯は，16時以降の夕方から夜間が多く，自宅にい

表❷ 併存疾患の内訳

I 軸疾患	N = 72（100%）
不安障害	64（88.9%）
全般性不安障害	21（29.2%）
強迫性障害	20（27.8%）
外傷後ストレス障害	7（ 9.7%）
パニック発作　現在	40（55.6%）
広場恐怖	54（75.0%）
気分障害	55（76.4%）
大うつ病	26（47.3%）
メランコリー型の特徴	18（32.7%）
非定型の特徴	7（12.7%）
特定不能	1（ 1.8%）
双極性障害	13（23.6%）
メランコリー型の特徴	7（12.7%）
非定型の特徴	6（10.9%）
気分変調性障害	10（18.2%）
非定型の特徴	9（16.4%）
特定不能	1（ 1.8%）
気分循環性障害	6（10.9%）
摂食障害	7（12.7%）
神経性無食欲症	1（ 1.8%）
神経性大食症	6（10.9%）
Axis I の併存数	
0	2（ 2.8%）
1	11（15.3%）
2	19（26.4%）
3	17（23.6%）
4以上	23（41.8%）
Mean（SD）	2.8（ 1.4 ）
II 軸疾患	N = 55（100%）
何らかの人格障害	40（72.7%）
B群パーソナリティ障害	12（21.8%）
境界性パーソナリティ障害	12（21.8%）
自己愛性パーソナリティ障害	2（ 3.6%）
C群パーソナリティ障害	28（50.9%）
回避性パーソナリティ障害	21（38.2%）
依存性パーソナリティ障害	7（12.7%）
強迫性パーソナリティ障害	8（14.5%）
特定不能	18（32.7%）
Axis II の併存数	
0	15（27.3%）
1	19（34.5%）
2	10（18.2%）
3	8（14.5%）
4	3（ 5.5%）
Mean（SD）	1.9（ 1.0 ）

表❸ SAD患者の不安・抑うつ発作の発現に至るまで

	Total N = 86		Male N = 16		Female N = 70	
	Mean	SD	Mean	SD	Mean	SD
初診時の年齢	26.8	8.3	26.6	9.0	26.8	8.2
面接時の年齢	26.9	8.3	26.8	9.3	26.9	8.1
ADAの初発時の年齢	22.2	7.9	23.6	8.5	21.9	7.7
ADAの発現時期						
社交不安症の治療前	50 (58.1%)					
社交不安症の治療中	36 (41.9%)					
ADAの罹病期間（年）	4.7	5.3	3.2	2.7	5.0	5.8
1年未満	7 (8.1%)					
1年以上3年未満	38 (44.2%)					
3年以上5年未満	14 (16.3%)					
5年以上7年未満	9 (10.5%)					
7年以上	15 (17.4%)					
不明	3 (3.5%)					
ADAの治療1年後						
消失	21 (24.4%)					
持続	32 (37.2%)					
不明または治療中断	33 (38.4%)					

るとき，1人で過ごしているとき，何もしていない状況だった。一度生じると20分から60分続く患者が32名（37.2%）おり，60分以上は32名（37.2%）だった。ADAの1人あたりの平均回数は，週3.7±2.1回，月14.9±13.1回だった。

　精神症状の内訳を図❶に示した。ADAに伴う情動は，多いものから順に，抑うつ感96.5%，空虚感95.3%，自己嫌悪94.2%，悲哀感93.0%，不安焦燥感87.2%，無力感86.0%だった。対象者の精神症状の1人あたりの平均数は10.2±2.0だった。

　図❷にADAの間にみられる身体症状を示した。91.9%に落涙があり，軽いパニック発作症状があった。身体症状の1人あた

表❹ 不安・抑うつ発作が発現した時間, 場所, 状況など

	N = 86 (100%)
ADAの発現時間	
午前	3 （ 3.5%）
午後	
14時～16時	2 （ 2.3%）
16時～18時	17 （19.8%）
18時～21時	18 （20.9%）
21時～24時	16 （18.6%）
24時～	3 （ 3.5%）
不明	27 （31.4%）
ADAの発現場所	
自宅	42 （48.8%）
自室	25 （29.1%）
ベットの中	9 （10.5%）
お風呂	3 （ 3.5%）
職場	3 （ 3.5%）
その他	4 （ 4.7%）
ADAの発現時の状況	
何もしていない	53 （61.6%）
寝入り端	7 （ 8.1%）
会話中	8 （ 9.3%）
音楽／テレビ視聴中	4 （ 4.7%）
その他	14 （16.3%）
ADAの発現時の周囲の人	
一人	79 （91.9%）
家族	3 （ 3.5%）
その他	4 （ 4.6%）
ADAの持続時間	
20分未満	21 （24.4%）
20分以上60分未満	32 （37.2%）
60分以上	32 （37.2%）
不明	1 （ 1.2%）
ADAの平均発現頻度	
週（Mean ± SD）	3.7 ± 2.1
月（Mean ± SD）	14.9 ± 13.1

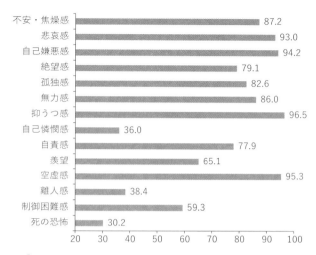

図❶ 不安・抑うつ発作の精神症状の内訳

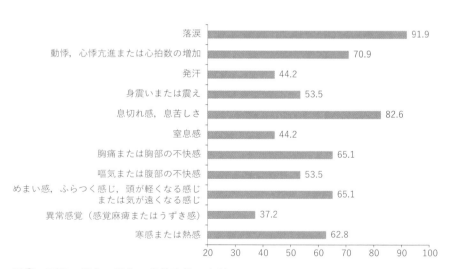

図❷ 不安・抑うつ発作の身体症状の内訳

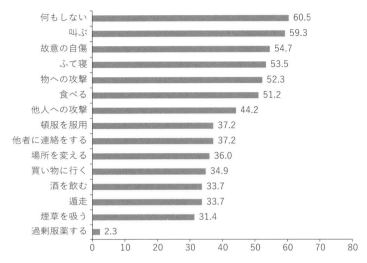

図❸ 不安・抑うつ発作に対する対処行動の内訳

りの平均数は6.7±2.3だった。

図❸に,ADAに対する対処行動を示した。何もしない(60.5%),あるいはふて寝(53.5%)のような穏やかな対処行動もあったが,ADAで経験される耐えがたい情動のためにとる故意の自傷(54.7%)や他人への攻撃(44.2%),物への攻撃(52.3%)もみられた。対処行動の一人あたりの平均数は6.7±2.8だった。

3 ADAの頻度と抑うつ症状,不安症状,SAD症状との関係

ADAの1カ月の発現回数にしたがって,A:1〜8回,B:9〜15回,C:16回以上の3群にわけて,それぞれ測定指標の合計得点を比較した。結果を表❺に示した。うつ症状とSAD症状の測定指標について,主効果は有意だった(順に,SDS:$F(2) = 5.86$, $p < .01$,BDI:$F(2) = 7.06$, $p < .01$,HAM-D_{17}:F

表❺ 1カ月間の不安・抑うつ発作の発現回数における測定指標の得点の比較

Frequency of ADA (per month)	Total		A：1-8/m		B：9-15/m		C：More16/m			
	$N = 86$		$N = 28$		$N = 26$		32			
	Mean	SD	Mean	SD	Mean	SD	Mean	SD	F value	
SDS	58.14	10.06	53.60	12.99	57.68	6.45	62.41	7.60	5.86	** C > A
BDI	29.00	8.77	26.75	8.37	26.23	8.03	33.50	8.17	7.06	** C > A, C > B
HAM-D$_{17}$	15.35	8.19	13.07	6.29	14.78	6.63	18.00	10.23	2.68	* C > A
SPAAS	96.26	29.31	88.60	27.47	103.11	30.50	98.72	29.62	1.48	n.s.
HAMA	20.29	9.71	17.23	9.26	20.75	9.17	22.75	10.12	2.29	n.s.
SADS	77.98	24.80	69.29	24.04	74.04	22.44	88.78	23.98	5.64	* C > A
LSAS	93.83	20.84	89.14	18.20	90.73	20.02	100.44	22.50	2.71	* C > A

*$p<.05$, **$p<.01$, n.s.：not significant

(2) = 2.67, $p < .05$, SADS：F (2) = 5.64, $p < .05$, LSAS-J：F (2) = 2.71, $p < .05$)。しかし，SPAAS (F (2) = 1.48, n.s.) およびHAMA (F (2) = 2.29, n.s.) では有意な差が認められなかった。多重比較の結果，いずれもA-Cで有意な差がみられ，BDIではA-C，B-Cで認めた。

以上から，ADAのあるSAD患者は，気分障害やその他の不安症の併存率も高かった。Ⅰ軸診断を複数併存し，さらにⅡ軸診断を満たすこともあった。

ADAの詳しい面接の結果，ADAの発現年齢は若く，医療機関を受診する前からあり，治療1年経過後も継続していた。ADAは，多くは夕方から夜間にかけて，1人で過ごし，特に何もしていない状況で生じた。抑うつ感や嫉妬などの精神症状を複数認め，多くが泣き，動悸，息苦しさのような軽い自律神経症状もあった。この状況への対処は自分自身や他人，あるいは物に対する攻撃的な方法がとられた。1カ月あたりのADA出現回数が多い方が，うつ症状やSAD症状が強かった。

まとめ

　SAD患者にみられる不安・抑うつ発作を明らかにするため，研究ⅠとⅡを行った。その結果，SAD患者で不安・抑うつ発作を伴うと，同時に他の精神疾患を併存する可能性が示された。また，SADは比較的若くに発症することが知られているが，不安・抑うつ発作の発現はそれよりも若く，難治，慢性化することが明らかとなった。さらに，繰り返し発現することは，うつ症状やSAD症状を重篤化することが示された。以上から，不安・抑うつ発作は早期に捉えることが重要であり，治療によって他の不安症やうつ病への発展や難治化を防ぐ可能性があると考えられる。

　SAD患者の不安・抑うつ発作の臨床的特徴が示された。抑うつ感を主にした複数の情動が同時に生じ，軽いパニック発作様の身体症状と落涙，そして激しいアクティングアウトがみられた。これは不安・抑うつ発作がいかに激しく，耐えがたい情動発作あるかを実証的に示したと考える。また，貝谷（2013）が述べるように，不安・抑うつ発作が不安よりも抑うつ的な情動であり，不安症から気分障害への架け橋症状であることを支持した結果と思われる。

　SADへの有効な治療法が確立されてきた一方で，依然として寛解率が高くないことも指摘されている。今回の研究は，不安・抑うつ発作を治療のターゲットにし，これを見逃すことなく，消失することで，いっそう効果的な治療が期待できることを示唆したと考える。貝谷（2009）は，不安・抑うつ発作が生じる時間や対処行動のとり方に対しての生活指導や行動療法的な技法を紹介しているが，今後，より具体的に心理教育や個人ベースでの治療に活用していくことが必要である。

おわりに

　不安・抑うつ発作を持つ患者の多くは，この症状を隠すあるいは，気がついていないことが非常に多い。診察で「津波のように嫌な気持ちが襲ってくる？」，「はっきりとした理由はなく，激しいうつが沸き起こってくる感じ？」，「気がついたら涙が出ていたことは？」，「夕方は何となく憂うつ？」などと尋ねてみると，意外に多くの症例で認めることができる。不安・抑うつ発作の存在を確認された患者は，安心した気持ちになることが多い。これまで医師を含めて自分も他の人も，患者が抱えている問題を取り上げることがなかったこの不安・抑うつ発作に注目することは，患者と治療者との関係構築にも大切である。今後は，患者の主観的な不安や抑うつ症状の質や量を客観的に捉えなおす研究と臨床の発展が期待される。

●引用文献

Grant, B. F., Hasin, D. S., Blanco, C., et al.: The epidemiology of social anxiety disorder in the United States; results from the National Epidemiologic Survey on Alcohol and Related Conditions. J. Clin. Psychiatry, 66; 1351-1361, 2005.

Posternak, M. A., & Zimmerman, M.: The prevalence of atypical features across mood, anxiety, and personality disorders. Compr. Psychiatry, 43; 253-262, 2002.

貝谷久宣：気分障害の comorbidity. 精神科, 13; 302-309, 2008.

Kessler, R. C., Berglund, P., Demler, O., Jin, R., Merikangas, K. R., & Walters, E. E.: Lifetime prevalence and age-of-onset distributions of DSM-IV disorders in the National Comorbidity Survey Replication. Arch. Gen. Psychiatry, 62; 593-5602, 2005.

Tsuchiya, M., Kawakami, N., Ono, Y., Nakane, Y., Nakamura, Y., Tachimori, H., Iwata, N., Uda, H., Nakane, H., Watanabe, M., Naganuma, Y., Furukawa, T. A., Hata, Y., Kobayashi, M., Miyake, Y., Takeshima, T., Kikkawa, T., & Kessler, R. C.: Lifetime comorbidities between phobic disorders and major depression in Japan; results from the World Mental Health Japan 2002-2004 Survey, Depress. Anxiety, 26; 949-955, 2009.

貝谷久宣：気まぐれ「うつ」病－誤解される非定型うつ病．筑摩書房，東京，2007．

貝谷久宣："不安・抑うつ発作"を見逃さない．心身医学，49; 1017-1022, 2009.

貝谷久宣：精神科神経科・古参医の戯言3　薬物療法と精神療法 その2．精神療法，39; 124-128, 2013.

Kaiya, H., Anxious-Depressive Attack : An Overlooked Condition, A Case Report. Anxiety Disorder Research, 8, 22-30, 2016.

貝谷久宣：精神科神経科・古参医の虚言4「不安・抑うつ発作」発見の歴史（1）不安・抑うつ発作概説．精神療法，39; 108-112, 2013.

貝谷久宣：不安・抑うつ発作－見過ごされていた重要な症状．不安障害研究，42-48, 2009.

貝谷久宣：不安・恐怖症のこころ模様　パニック障害患者の心性と人間像．こころライブラリー，講談社，東京，2008．

Boyce, P., & Parker, G.: Development of a scale to measure interpersonal sensitivity. Aust. N. Z. J. Psychiatry, 23; 341-351, 1989.

Liebowitz, M. R., Gorman, J. M., Fyer, A. J., & Klein, D. F.: Social phobia. Review of a neglected anxiety disorder. Arch. Gen. Psychiatry, 42; 729-736, 1985.

巣山晴菜，兼子唯，伊藤理沙，野口恭子，貝谷久宣，鈴木伸一：拒絶に対する過敏性がうつ症状に経時的変化に及ぼす影響の検討．心身医学，55; 1047-1054, 2014.

貝谷久宣：精神科神経科・古参医の戯言不安・抑うつ発作」発見の歴史（11）不安抑うつ発作の発症機構と精神薬理学的考察．精神療法，42; 97-103, 2016.

小嶋雅代，古川壽亮：日本語版BDIの手引き．日本文化科学社，東京，2003.

福田一彦，小林重雄：SDS使用手引き．三京房，東京，1983.

Sheehan, D. V.: Sheehan Panic and A anticipatory Anxiety Scale (The Anxiety). Bantam Books, New York, 1986.（貝谷久宣訳：精神医学，12; Suppl251-261, 2004.）

貝谷久宣：社交不安障害検査　実施の手引き．金子書房，東京，2009．

朝倉聡，井上誠士郎，佐々木史，佐々木幸哉，北川信樹，井上猛，傳田健三，伊藤ますみ，松原良次，小川司：Liebowitz Social Anxiety Scale (LSAS)日本語版の信頼性及び妥当性の検討．精神医学，44; 1077-1084, 2002.

正木美奈，貝谷久宣，宇佐美英里，野口恭子，小松智賀，井上顕：不安・抑うつ発作の経過研究．第2回日本不安症学会学術大会，大阪，2010年3月7日．

高井絵里，巣山晴菜，石井華，野口恭子，小松智賀，正木美奈，三浦正江，福井至，貝谷久宣：不安・抑うつ発作を伴う社交不安障害患者の特徴．第

6回日本不安症学会学術大会, 東京, 2014年2月2日.

Beck, A. T., Rush, A. J., Shaw, B. F., & Emery., G.: Cognitive Therapy of Depression The Guilford Press, New York, 1979.

Nakane, Y., & Williams, J. B. W.: Japanese Version of structured interview guide for the Hamilton Depression Rating Scale (SIGH-D) : Publisher, 2004. (中根充文：HAM-D構造化面接SGH-D. 星和書店, 東京, 2004.)

大坪天平, 幸田るみ子, 高塩理, 田中克俊, 衛藤理砂, 尾鷲登志美, 太田晴久, 池澤聰, 鄭英徹, 山縣文, 上島国利：日本語版Hamilton Anxiety Rating Scale Interview guide (HARS-IG) の信頼性・妥当性検討. 臨床精神薬理, 8; 1579-1593, 2005.

Sheehan, D. V., & Lecrubier, Y.: The Mini-International Neuropsychiatric Interview (M.I.N.I.) (大坪天平, 宮岡等, 上島国利訳：MINI-精神疾患簡易構造化面接法. 星和書店, 東京, 2000.)

First, M. B., Gibbon, M., Spitzer, R. L., et al.: Structured Clinical Interview for DSM-IV-TR axis II Personality Disorders, SCID-II. American Psychiatoric Press, Washington, D.C., 1997. (髙橋三郎, 大曽根彰訳：SCID-II DSM-IV II軸人格障害のための構造化面接, 医学書院, 東京, 2002.)

貝谷久宣：パニック性不安うつ病－不安・抑うつ発作を主徴とするうつ病. 心療内科, 12; 30-37, 2008.

社交不安症の臨床
評価と治療の最前線

社交不安症(SAD)
日常診療の玉手箱

貝谷 久宣
Hisanobu Kaiya

社交不安症の疫学

　今日はランチョンセミナーということで，半分漫談ですので皆さんゆったりとお聞きください。玉手箱を開くと皆さん年を取りますからご用心して下さい。

　日常診療で私がどんなことを考えて，どんなことをしているかということをお話ししたいと思います。

　まず社交不安症（SAD）の有病率ですが，日本で川上先生が報告しています（Kawakami et al., 2005）。その結果は日本の有病率は低い（12カ月有病率0.8％，生涯有病率1.4％）ということですが，だいたいこれの10倍は実際あるだろうと思います。海外を見てみましょう［図❶］。この図の見方はちょっと複雑ですが，SADは左から3段目ですね。その生涯有病率は5％で何らかの不安障害を合併するのは55％と，こういう見方をするんです。何らかの気分障害も55％合併していると。だからパニック症は20.4％合併していると。特に広場恐怖を伴うパニック症はもう少し多いと考えられる。というような見方をしていただいて，だいたい年代別で不安症の発症が右に行くほど後に起こってくるということであります。

　このように社交不安症というのは，不安症の中でも一番中心的な存在で比較的若くして発症するということです。アゴラフォビアは，実は合併例が多いのですが，アゴラフォビアのほうが大変悪性だと僕は最近思うようになりました。非常に目立たないんですけれども，これを元にしてからうつ病が出てくると若い女性では大変です。もちろん社交不安症からのうつ病も大変です。

　この中で一番問題なのは，スキゾフレニアの前期ですね，発症前。富山の倉知先生が統合失調症の発症前の研究をされていて，対象者は，社交不安症の診断ができそうな人ばかりでどう

	Stinson et al. (2007)	Grant et al. (2005)	Grant et al. (2005) Vesga-Lopez et al. (2008)	Grant et al. (2006)	Grant et al. (2006)	Hasin et al. (2004)
25歳前後	42.2%	55.0%	75.1%	57.6%	68.3%	何らかの気分障害 (19.5%)
	29.6%	33.4%	42.3%	33.4%	39.0%	大うつ病 (13.2%)
	7.6%		9.2%		広場恐怖を伴うパニック症 (1.1%)	3.1%
	16.7%	20.4%	24.6%	全パニック症 (5.1%)		13.9%
	14.4%	21.6%	全般性不安症 (4.1%)	19.7%	34.5%	15.0%
10歳前後	19.4%	社交不安症 (5.0%)	26.4%	20.0%	52.1%	12.8%
	特定の恐怖症 (9.4%)	36.4%	33.1%	30.2%	65.0%	20.4%
何らかの不安症 (16.2%)	45.8%	55.0%	56.0%	49.8%	84.5%	41.4%

※縦軸はおよその発症年齢
　パニック障害、広場恐怖の発症順序についてはこの限りでない
　各疾患の有病率はConway et al. (2006) より

図❶ National Epidemiologic Survey on Alcohol and Related conditions

やって区別するのかという話をしたこともあります。それからもう一つは発達障害との合併が非常に多い。最近の研究では142名の社交不安症のうち88名（62%）がADHDでそのうち7割以上が注意欠陥型であったと報告されています（Koyuncu et al., 2015）。逆にADHDは一般人口に比べ3倍以上社交不安症が高いです（Biederman et al., 2012）。遺伝学的な関係、家族性の関係もあるということを昔読んだことがあります。もちろん他の不安症との合併は十分考えなければいけないことです。しかし、パニック症にしろ全般性不安症にしろSADがより早期に発症していることのほうが大部分だと思います。

　これはさきほどもちょっと話しましたが、先進国の途上国に対する発症率のオッズ比をみたものであります［図❷］。オッズ

社交不安症（SAD）

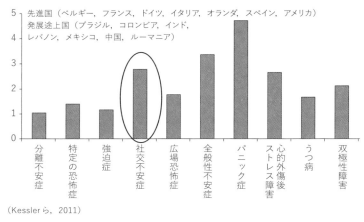

(Kesslerら,2011)

図❷ 先進国の発展途上国に対する推定生涯罹患率のオッズ比

比は社交不安症は先進国では高い,パニック症は一番高いです。要するに先進国ではストレスが高くその影響をより多く受けているということが言えます。全般性不安症もそうです。**図❸**は音羽先生が留学されていた研究室のHettemaの双子の研究結果です。社交不安症では非共有環境要因というのが0.79,すなわち約8割,そして遺伝要因というのは,1割くらいということで,だいたい不安症全体が遺伝要因が3,4割で,6,7割が環境要因と言われております。特に社交不安症の非共有環境要因というのが,一番不安症の中でも高いということが考えられます。

社交不安症は国を滅ぼす

社交不安症の人は異性恐怖症があり,結婚相手を容易に得ることができず,出生率の低下に寄与している可能性が強いと考えられます。昔は見合い結婚という制度が盛んでしたので,社交不安症の人でも結婚できる可能性が高かったのです。ある統

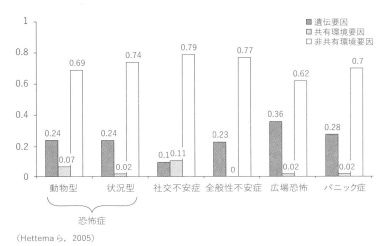

(Hettema ら, 2005)

図❸ 不安障害の遺伝因子と環境因子（双生児研究）

計によると1965年から1969年を境にして見合い結婚と恋愛結婚の率が逆転しました。見合い結婚の割合は私の母の結婚する頃1940年から1944年にかけては69.1％でしたが，2006年から2010年にかけては5.3％に激減しています。社交不安症の人，特に男性では恋愛結婚で結婚できる人は少なくなると思います。1975年の生涯未婚率は男性2.1％，女性3.3％でしたが，2010年ではそれぞれ20.1％，10.6％に激増しています。私の臨床経験では，社交不安症の男性は女性よりも未婚率は倍以上高いと思います。そして，出生率ですが，1973年には209.2であったのが2014年には100.4に半減しています。このように現代社会では，社交不安症の人は結婚する可能性がますます低くなり，出生率低下に一役買っている可能性が考えられます。

ひきこもり，フリーターの年次推移をみてみましたら，だいたい2000年ぐらいが1つのきっかけというか，大きな分岐点でした。これは私，新聞の重大ニュースなんか見てみてみたけど

社交不安症（SAD）

よくわからない。いろいろな要因があるのでしょうけど，ゆとり教育というのが1つの大きな要因ではなかったかと思います。だんだん社会がゆるくなってきているというか，箍（たが）がゆるんできている社会，というような考えもできるのではないかと思います。

　岡山大学の中島先生が出している厚労省の研究班の「思春期のひきこもりをもたらす精神科疾患の実態把握と精神医学的治療・援助システムの構築に関する研究」では，3分の1は不安症があると言っています。僕はもっと多いかと思ってますが，特にSADがひきこもりの半分から6割というような報告もどこかで見たことがあります。班研究のような学問的な調査ではこういうことです。3割が不安症，そのうちの半分以上はたぶん社交不安症，ということは，ひきこもりの1割以上は社交不安症だろうというふうに考えることができます。

　アメリカでは，社交不安症はうつ病を持つと非常に社会的な障害度が高くなるということです。このグラフからは読めませんが，私は社交不安症がうつ病を併発するとうつ病だけよりも障害度は高いと思います［図❹］。

SADの症候学

　不安症の基本症状は「こわがり」と「こだわり」だと私は考えます［図❺］。限局性恐怖症は「こわがり」が強いが，強迫症は恐怖感も多少あるけれども「こだわり」が非常に強いということで，左にいくほどドパミン・ブロッカーが治療に必要になってくると考えます。

　日常臨床で社交不安症の患者さんを簡単に診断ができるようなツールができないかなということで，対人関係尺度というのを今から10年ぐらい前に作っております。私の基本的な考えで

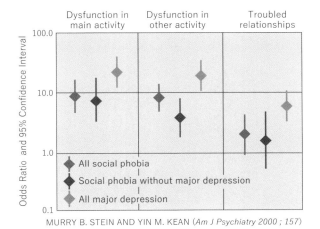

図❹　SADの社会的障害度

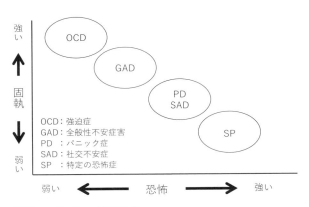

図❺　不安症の症状構成

表❶ 対人関係尺度質問文

①劣等感	②恥辱感
• 自分は劣等感が強いと思う • 他人の能力をうらやましく感じる • 自分の子どもは自分に似てほしくない • 多くの面で自分は役に立たない人間と思う • 自分は気が利かない人間と思う	• 人の顔色を見る • 他人からの評価が気になる • 人に笑いものにされることを恐れる • 自分が相手にどんな印象を与えているか意識する • 自分の弱みが相手に知れることを恐れる

③貢献行動	④人間関係過敏性
• 相手の顔色を見て行動する • 相手に申し訳ないと思うことがよくある • 相手によく見せようと頑張りすぎる • 思ったことをなかなか言えない • 相手の気持ちを思いやり先回りした行動をとる	• 人から見放されている感じがする • 人の言動に傷つきやすい • 人から理解されていないと思う • 人から同情が得られないと思う • 人から好かれていないと思う

⑤自閉	⑥妄想
• 友人が欲しいと思わない • 人と話しても楽しくない • 人には親しみが持てない • 人にどう思われているか気にしない • 孤立した行動が多い	• 悪口を言われている感じがする • 罠が仕組まれている感じがする • 人におとしいれられる感じがする • 誰かに調べられている感じがする • ねらわれて被害に遭う恐れを持つ

は，SADの人はもともと劣等感が強く，それに対して恥辱感があります．そして恥の気持ちがあるから相手にいい顔をする，相手に貢献する，サービスする，つらくても笑顔でいる，相手の顔色を見て行動する，自分の思ったことをなかなか言えない，相手に失礼にならないようにしたい，相手の気持ちを思いやり先回りした行動をとる，といったような貢献行動が出てきて，それがうまくいかないと人間関係過敏性が出てきます．人から見放されている感じがするとか，人の言動に傷つきやすいとかですね．これに5段階の点数をつけたわけです．そしてそれがうまくいかない人は，1つは自閉してしまう．閉じこもり，人嫌いになってしまいます［表❶，図❻］．もう1つは，反応としては被害的になる，妄想的になっていくというふうな経過とし

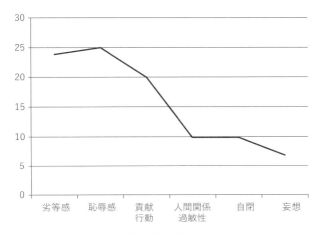

図❻ 人間関係尺度 典型的な社交不安症

てみた場合にどうだろうかと。これをパターン認識をいたします。そうすると典型的な社交不安症は，劣等感，恥辱感が強く，貢献行動も強いですが，まだ人間関係過敏性は出ておらず自閉も妄想もありません。

社交不安症の治療

　これに対して私はこのような治療をいたします［表❷］。一番基本はセロトニン再とり込み阻害薬（SSRI）です。私はまだレクサプロは社交不安症に使っておりませんが，本邦での治験では大変すばらしい結果が出ています。私が今使っているのはほとんどデプロメールです。一番小さい錠剤で25mgからはじめて300mgまで平気でいけますので，非常にステップバイステップで増やしていけるので，様子をみて増減できるという特典があります。ここにあげた他の薬は初期治療だけで使用し，セロ

表❷ SADの薬物療法

1) ドグマチール（50mg）1錠
   リボとリール（0.5mg）1錠
      朝1回（重症例は1日3回，軽症例は屯用）
2) レクサプロ　5mg〜20mg
                              夕　1回（長期投薬）
3) ミケラン（5mg）1錠
                    プレゼンテーション　20分前
                              喘息が無いか確認

トニン再とり込み阻害薬（SSRI）は長期投与します。私は患者さんに，「SSRIは，あなたの性格を変える薬ですよ，だからすぐ効いてこないですよ，じわじわと効いてきます」と言っています。そして「賢い人は自分の状況の変化に気づきますよ」と，そこまで言ってしまうこともあります。本当なんです。自分の状況に気づかなくて，よくなったら「普通です」って言う。「よくなりました」って言わないんですよ。普通ですっていうのは，普通に行動できて何も苦痛はないっていうことなんですね。名古屋の患者さんは普通ですって言う人が多いけど，東京では「先生おかげさまでありがとうございました」と言う患者さんが多いわけですね。

　重症例でなくても最初のうちはドグマチールとリボトリールを毎朝服用させます。会社に行く前に服用させる。重症の人は朝昼晩3回飲みます。そしてこれでレクサプロ，SSRIが効いてきたら定期与薬は止めまして，頓服にしてしまいます。何かあるときだけ飲んでみましょう，会議があるときには30分前に飲んでおけば平気ですと。そしてその中でも特に身体症状のある人ですね。震えと心悸亢進にはミケランがいいと思います。なぜ数あるβブロッカーの中で，ミケランを選択しているかとい

いますと，中枢作用性のβブロッカーだからです。これは長期型でないので1日に3回飲んでもいいです。これだけで助かった高校教師がいました。普通の授業はできるけれども，朝会とか放送になると全然話せなくなる有名高校の先生がいました。これは上手に使い完全に仕事を全うしました。ただ，喘息がある人にはちょっと怖いから注意する。それだけはきちっとカルテに記載する。私共のクリニックの電子カルテは確かミケランを処方すると喘息がないことを確かめる条文がでるようにしてあったと思います。これは防衛的治療です。これが基本的な私の薬物療法であります。

　ドグマチールを処方すると女性は生理不順がきたり，胸が張ってくるから絶対に出さないという人がいますけれども，私が医者になってまもなく出た薬なんですね。日本で使用を始めて43年くらいになる薬です。最初，私が大学にいるころ，市民病院の先生が，新しいフランスの薬があるから一度使ってみてくれないか？　と，もらったところが治験だったんですよね（笑）当時はそれくらいの治験だったんです。何も患者さんの了解も得なくて，あと簡単な評価表を書いて，「先生ありがとう」と言って，私も治験に貢献したのです。そのころから使ってる薬で，エビデンスが一番少なくて，一番世の中でたくさん使われている薬です。特にアメリカでは絶対に使われてません。アメリカはフランス製の薬が嫌いなんですね。メイラックスもアメリカには入っていません。もう1つアメリカでドグマチールがいけないというのは，乳がんが出るからいけないという理由になっております。でもこれはやはり手放せない薬だと私は思っております。

　これは小山先生が主任研究者でデプロメールの治験がなされたときのデータです［図❼］。この研究では5週後から有意差が出て10週間で有意差がより大きくなっている。確か小山先生の

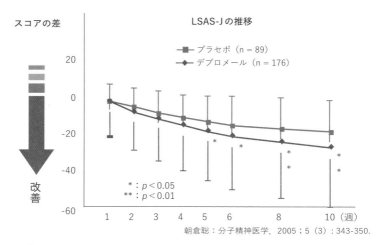

図❼ 社交不安症に対するフルボキサミンの効果

　講演で，この差は1年たってもまだまだ差が開いてくるとのことでしたが，小山先生が言われるとおり，臨床的にもその実感は強いです。ですからやはりSSRIは長期投与すべきです。それも十分量で長期投与するということが基本かと思います。

　私は，「SSRIはあなたの性格を変える薬ですよ」，そして「その性格のままで毎日行動しているとそれがあなたになっていくのですよ」，「自分がこういう人間だと完全に思い込めるようになったら，ゆっくりやめていきましょう」というような説明をします。性格変えるよと言うと，何人かの患者さんは涙流しますね。喜びますね。ぽろぽろっと涙流して喜んでくれる人が結構います。そしてもちろん，ドグマチール，リボトリールはできるだけ早くやめさせます。どうしてもというときだけ屯用で飲ませます。

　社交不安症の基本的な薬物療法は，こういうようなことです[図❽]。要するにほとんど自分で人前に出ても緊張感がない状態

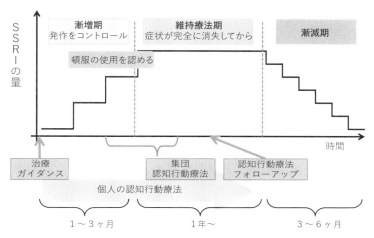

図❽ 社交不安症の薬物治療（SSRI）と CBT

が，1年以上続くことが必要で，薬はきちんと飲ませ続けます。「毎日飲んで下さい，あなたのお米だからね」と言います。「長いこと飲んでも何も異常ありません。SSRIはむしろ長生きができます。自己免疫力を高めますし，長いこと飲むとまれに太るくらい。」または，「男の人でときにインポテンツがくるくらいですが，それには対処法があります」という説明をいたします。だから，抗うつ剤は長期服用をしたほうがいい薬なんですね。昔から特に女性は年とともにモノミアン酸化酵素が高くなってくるので，閉経期から飲んでいたほうがいいという意見もあります。減らすときはゆっくり減らしていくという治療です。

人間関係尺度による診断

さて、さきほどの人間関係尺度ですが、これでだいたいSAD鑑別診断がついてしまいます［図❾］。スピーチ恐怖の人はあまり劣等感は高くないです。恥ずかしい気持ちだけが高いということです。この場合はミケランとリボトリールだけでやっていける人もいます。あまり性格的に深い病理性がない場合は頓服だけでやってしまうということです。

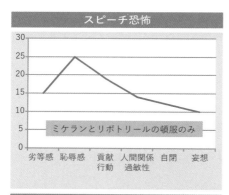
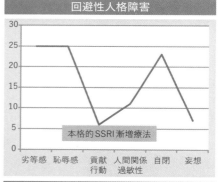
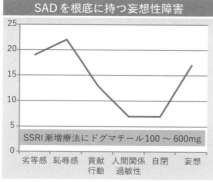
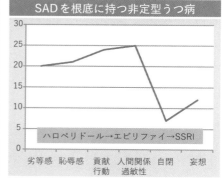

図❾　人間関係尺度によるパターン認識

回避性人格障害は，他人に興味がないので，貢献的行動がほとんどない。人に気を遣うことはないから，図の右上のようになります。こういう人は徹底的にSSRIを増やすと何割かは効きます。回避性人格障害にSSRIが効くという文献はあります。ただ効かない人もいるから，効かない人はもう途中でやめる。

　そして，SADを根底に持つ妄想性障害。これは，小山先生には申し訳ないけど，私の精神医学の頭の中には，日本で過去に使用された対人恐怖症という概念は必要ないんですね。DSM診断し適切な薬物療法でよくなります。要するにドグマチールを高用量出す。最近は新規抗精神病薬を出す人もいますけれども，私はドグマチール，600mg，900mgまで出すときもあります。妄想障害性の対人恐怖，特に視線恐怖ですが，自分の視線が相手を傷つけてしまうとか，自分の目つきが大変鋭いとかですね。確かにそういう人たちは鋭い目つきをしてるんですよ。怖い顔をしてるんですよ。だからよくわかってるのですが，そういう人でもドグマチールを高用量出せば，だいたい3カ月以内でよくなりますね。もちろん別の抗精神病薬でもいいですけれども，圧倒的に錐体外路性副作用が少ないです。これも動物実験のエビデンスがあって，黒質－線条体系への作用が少ないと，A-10のほうの作用が強いという研究もございますので臨床的には使いやすいです。ただ女性性に関する問題には十分に説明をすればいいのではないかと思います。ときには生理がないほうが楽とか簡単とかいう女性も中にはいます。それでも飲み続けたいという人もいますし，「私，女じゃなくなることがいや」という人もいます。いわゆる妄想性障害というのは，日本で今まで言われてきた対人恐怖症，自己臭恐怖とかといったものを全部これに含めて，薬物療法で比較的容易によくなる一群だと私は思っております。

　それから，一番問題は，SADを根底にもつ非定型うつ病で

す。これも最近自信をもって治療ができるようになりました。この内容については，機会があればしっかり話したいと思います。私は，精神医学の治療というのは実際に実地が先に行って後から理論がついてくると思います。ですからこの理論について，いづれゆっくりお話ししたいと思います。一口に言うとD4レセプターが非常に問題だろうと今思っております。

SAD症状の変化と対処法

　Liebowitzの社会不安尺度（LSAS）と東大式社会不安尺度（TSAS）を，われわれは同時に常に施行しておりますが，昔の治療研究をもう少しみてみますと，この52人に関して，これは治験ではないので，パロキセチンをベースにした一般的治療です（貝谷久宣ら，我が国における社会不安障害の特徴と治療の実際. 臨床精神薬理 6（10）: 1309-1320, 2003）。それも一定期間の治療ということではなくて，ある期間みてデータをとっておりますので，もちろん正確な治験研究ではありません。あくまでも臨床診療の資料という形でございます。ですから，抗うつ剤はSNRIを出した人がいた，当時クロナゼパムはほとんど出している，それから，ドグマチールもほとんど出している，頓服のミケランもほとんど出している，という形で治療するとよくなるんです［図❿〜⓭］。

　治療前後の各症状の変化をみますと，よくならない項目（「目上の人と話す」は誰でも怖いですね），こういう項目はよくならないし，「人にしかられる」のも誰でもイヤですよね。こういう項目もあまり変わらない。「公衆トイレで用を足す」ってどういう恐怖かわかります？　要するに非常に気を遣って後ろに並ばれると気がひけてしまう。男の人は隣にいると出なくなってしまう。女の人は並ばれると困る。人が並んでいると思うと落ち

	N	%
抗うつ薬		
SSRI fluvoxamine	0	0
SNRI milnacipran	1	1.9
その他	0	0
BZ系抗不安薬		
ethylloflazepate	1	1.9
lorazepam	1	1.9
clonazepam	49	94.2
抗精神病薬		
levomepromazine	1	1.9
sulpiride	48	92.3
risperidone	2	3.8
Beta Blocker		
cartelol hydrochloride	29	55.8
その他	1	1.9

図⑩　パロキセチンとの併用薬

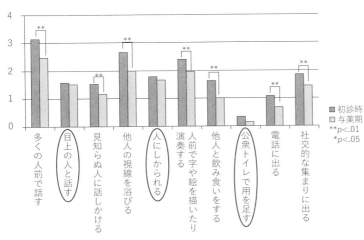

図⑪　SAD治療効果──TSAS（恐怖反応）

社交不安症（SAD）

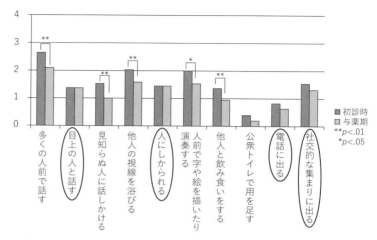

図⓬ SAD治療効果——TSAS（回避効果）

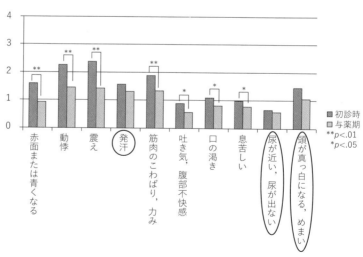

図⓭ SAD治療効果——TSAS（身体的反応）

着いて出なくなってしまうんですよ。出なくなってしまうというのは大変な苦痛で，これで離婚した人もいるんです。婿養子に入って，お嫁さんのお母さんがいるとトイレに行っても出ないんですよ。そうしてついに離婚したという人もいます。これは本当に治りにくいんです。

　そして回避反応も同じように「目上の人と話す」，あと「電話に出る」というのも治りにくいんですね。「社交的な集まりに出る」というのも，出なくてもいいやと言ってやめてしまうわけです。どうしても出なければいけないものは無理しても行くでしょう。

　身体症状で治りにくいのは「発汗」。汗は最近よく効く薬を見つけました。バンサインという薬です。要するにアセチルコリン・レセプター・ブロッカーですね。あれを飲ませると一日唾液が出なくて，ごはんが食べられなかった人がいるけど，汗にはよく効きます。発汗には二種類の漢方薬（補中益気湯，防已黄耆湯）は使用してみる価値はあります。漢方薬は効くときはすぱっと効きます。あとさきほどから言っております「尿が出ない」，そして「頭が真っ白になる」，これはマインドフルネスが一番だと今は思っております。その他の症状はみんなよくなっています。

　SADから回復した人の言葉です。まあこれよくしゃべる男性でSADかと思うくらいの人なんですけど，これ実はバイポラーももっておりまして今も来院しています。「お化け屋敷は人工的に作られ，本来は怖くないところだが，怖くて行けなかった」，それに「薬を飲んだら明かりがついたようで，もう怖くなくなっちゃった」，と言いまして，この人は薬の効果を非常にはっきりと認めた人です。

　これはちょっと古い論文ですけれども，クロナゼパムを減量した時の再燃ですね［図⓮］。ですから24週後にだんだん悪く

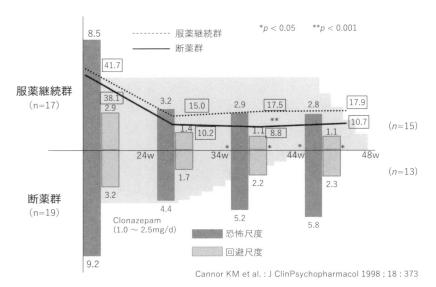

図⑭ 社会不安症－クロナゼパム断薬の効果

なっていきます。やはり抗不安薬よりもSSRIだなということですね。

これは，ハーバード／ブラウン不安研究プロジェクトで，累積再発率と累積寛解率です［図⑮］。再発も寛解も一番少ないのはSADです。これは，まだSADの治療が不充分だったんだろうと思います。われわれのところならば，SADの治療はもっとよい成績になると私は思っておりますし，再発率はあまり高くないように思っております。

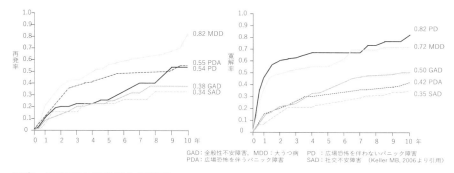

図⓯ 不安症の再発率と寛解率
——ハーバード／ブラウン不安研究プロジェクト

SADの評価尺度

　もう一度，社交不安症尺度を検討してみます。私のさきほどの小山先生のご質問のことなんですが，西洋ではpsychosomaticと言っておりますが，日本では身心一如。これは，昔からの東洋的な考えというのは，身体がまずあり，そして心がついていくということですね。William Jamesは，「涙が出るから悲しいのだ」と。「私は手が震えるから人前に立てない」，「私は」ではなく「私の手が震えるから，私は人前に立てない」。伊藤心理士の発表においてTSASにおける身体症状の程度がLSASの恐怖・回避と強く相関しなかったという所見は社交不安症の中に精神症状を主とする群と身体症状を主とする群があるかもしれないと解釈できますね。これは将来の問題として非常に重要だと思います。私は身心一如というのを基本的な信条としておりますので，薬物療法でしっかりよくして，認知行動療法でさらによくするという考えです。

　LSASとTSASは，伊藤心理士の研究でもほぼ得点が一緒く

らいですが，これに解離する人がいます。LSASのほうが高い人はうつ病が多いです。そしてTSASのほうが高い人はパニック障害が多いです。ですから私のクリニックで初診時にやってもらう心理検査結果を，ずーっとひととおりみるだけで，ほぼ診断がついてしまうようにできています。あと患者さんに聞くのは家族関係とか職場の関係とかそういうことがメインとなり症状は確認する程度です。

　兼子心理士が，昔どこかで発表した「発症に先立つミニトラウマがない人は恐怖感が高く身体症状が少ない。発症に先立つミニトラウマがある人は身体症状が多く恐怖感が低い」という結果も出ておりますので，このあたりからもSADのサブディヴィジョンを今後考えてもいいのではないかと思っております。

　私のクリニックでもパキシルの治験をやりました。その際にパキシル40mgで20mgでよりいい結果を出したかったんですが，実は40mgではいい結果が出なかったんです。そういうことがあって，私共で行なったのは22名で，これだけに関してLSASとTSASを両方測っています［図⓰］。こう見ますとどちらも確実に評価点は下がっています。でも私共の施設では40mgのほうが成績がよかったんです。でも最終的に全国レベルではよくなかったんです。そして，さきほどの効果量というのを見ると，TSASのほうが全体にいいんです［表❹］。この表でパキシル投与量40mgでのLSASとTSASの合計点の比較は0.66と0.63となっていますが，TSASにおける恐怖・回避の合計点だけにすると0.95となりTSASのほうが高くなります。野口心理士の研究でも，TSASのほうが集団精神療法の効果量が高かったです。そういう点でも日本での治験はTSASを使った方がいいのではないかと私は思っています。

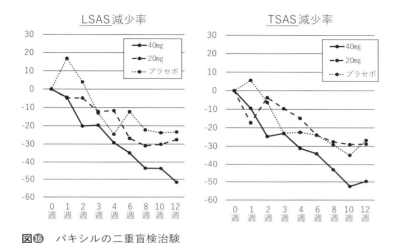

図⓰ パキシルの二重盲検治験

表❹ パキシル二重盲検治験
　　　LSASとTSASにおける効果量（d）の違い

	40mg		20mg	
	LSAS	TSAS	LSAS	TSAS
合計	0.66	0.63	0.2	0.23
恐怖	0.78	1.03	0.06	0.07
回避	0.57	0.86	0.21	0.06
身体	―	1.23	―	0.25
QOL	―	1.25	―	0.77

※d≧0.8：効果量大，d≧0.5：効果量中，d≧0.2：効果量小，d＜0.2：効果なし

治療抵抗例

　治療抵抗例で考えると「きっかけがありトラウマが雪だるま式に大きくなった症例」がまず思い浮びます。坂野先生が本当に一生懸命に認知行動療法を全力を挙げてやった症例です。こ

の人は，当時，ニュース番組の男性アナウンサーで，一回とちったんですね。それからだんだん怖くなって，とちることに対するこだわりが出て，スタジオで話せなくなってしまってついに取材だけの記者になって，最終的に辞めてしまったと思います。いい人だったんですけれども残念でした。こういう何かきっかけがあってそれが雪だるま式に大きくなっていくのは非常に難しいし，この人は特にテレビなんていう目立つ場面の仕事だったので，大変申し訳ないことだったんですけれども，よくならなかった。もちろん薬はこういう人には効きません。

　それから，昔の言葉で自己不確実型精神病質（K. Schneider），要するに回避性パーソナリティ障害です。自己不確実というのは，自信のない人ですね。昔のほうが，表現法が良かったのではないかなと思います。こういう人も薬が効く人と効かない人があって，どうにもならない人はいるかと思います。

　それから統合失調症の単純型です。幻覚妄想がはっきり認められなくて自閉的な症例ですね。SADとして治療していた医学生で，はじめは非常に薬に反応してきちんと学校に行けるようになったんですが，あるときから激しく幻覚妄想が出てしまって，統合失調症になってしまった人もいます。ですからSADの中には，ときどき統合失調症の前駆状態としてのSADというのもありますが，私は今のところその区別はつかないです。今まで統合失調症になったSAD症例でプレコックス・ゲフェールを感じた人はいません。結果をみてみるより仕方がない。それからもう1つは治験をしていて気がついたんですが，季節性社交不安症というのがあるのだと。夏は元気が出て，軽躁状態で冬は社交不安症の症状で，ダメという人もいるように思います。これはそれ程多くないけれども，注意していく必要があると。それから双極性障害の5割近くがSADで，SADの約半数は，多かれ少なかれ双極性障害のⅠ型，Ⅱ型だと最近は思うようになっ

ています。Kesslerの研究（1996）では社交不安症では双極性障害Ⅰ型のオッズ比が1.7倍です。すなわち社交不安症がある人は，ない人に比べて1.7倍も双極性障害Ⅰ型が多い，ということです。双極性障害Ⅱ型も含めるとこの比率はもっと高くなります。

　SADでも双極性障害でも画像研究では扁桃体の過活動が証明されていますし，また，前頭前野の機能低下も示されています。しかし，この問題というのは，ほとんどすべての不安症または精神障害に非常に共通することですので，あまりそうだからそうだとは言えませんが，こういう見方もいいのかなと，私のような器質論者は考えてしまいます。

最新の脳機能研究

　さて，最後になってきまして，まだ煙は出ておりませんが，玉手箱をちょっとまだ開くのは早いので……（笑）。これは2007年の研究です［図⑰］。セロトニンの1Aレセプターの受容体の減少が社交不安症にあるということです。島，扁桃体，前帯状回および縫線核での減少が示されています。セロトニン1Aレセプターというのは，基本的には不安解消性に働くレセプターです。そしてセロトニンを作っている縫線核では，オートレセプター（自己レセプター）として，セロトニンを感じるとセロトニンの合成を下げるように働くレセプターであります。縫線核においてはオートレセプターですが，他のところでは不安解消性です。これとまったく同じ所見がパニック症でもあります。イギリスの連中が出しているのですが，パニック症の場合は，治療しても縫線核のこの変化は変わらないから体質依存性であるというふうに言っています。すなわち，パニック症は治療でも変わらない脳変化を持っているということです。SADの場合

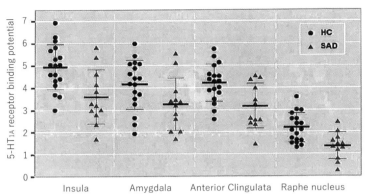

図⓱ 社交不安症における 5-HT1A 受容体の減少

は，そのことについてはまだ触れられていません。島は今非常に興味が持たれている脳部位です。なぜかというと，マインドフルネスをやれば，ここがどんどん厚くなっていくということ。それから名古屋大学の大平先生の研究では，島は五感や特に内受容感覚を統合する脳部位であって，直感的な意思決定に重要な働きをしているのだと考えられています。これかあれか，どっちにするかとを理屈で考えて判断しているのではないと。この内受容感覚をつかさどっている島を中心とした脳部位が決定するのだと。この人を好きになるのかどうかは，この人はお金持ちだからとか，ああだからこうだからと言って理屈をつけて好きですというのは，一番後の問題であって，もう見た瞬間にパンと直感的に決まる。それに島が関与していると言われております。ここでセロトニン1A受容体が下がっている。扁桃体はもちろん不安の源の脳神経核でありますし，前帯状回も不安に非常に関係のあるところですね。扁桃体と前頭葉との中継点の

ようなところですね。それから縫線核はセロトニンを作っている脳部位であります。そういうところで全部5HT$_{1A}$受容体数が下がっている。

その後の研究（Frick et al., 2015）で，SADにおけるセロトニン合成が亢進していると，PETスキャン研究で出ました。亢進部位は扁桃体，縫線核，線条体，被殻，海馬，前帯状回皮質と前の研究と重なった脳部位で増加していると。「JAMA Psychiatry」2015の最近の研究ですね。さらに，この同じ著者は，このセロトニン合成の程度と症状の重症度は扁桃体では正の相関，要するにLSASが高いほどその合成率は高い。前頭葉と直接関係のある前帯状回では反対に負の相関となっている。前帯状回は前頭前野と扁桃体のインターフェイスで扁桃体活性を抑えるほうにあるんですね。そういった結果が最近出ております。さらにこの研究者たちは，セロトニン・トランスポーターが増加していると言っています。セロトニン・トランスポーターとはどういうものかと申しますと，セロトニンが前シナプスから放出されて，それがまた再吸収されるゲートです。要するにSSRIの作用部位ですね。SSRIはそこを塞いでしまうわけですが，それでシナプス間隙でのセロトニンの利用率を高めます。それが非常に増加しているという結果を出しております。この3つの所見，5-HT$_{1A}$の減少，セロトニンの合成亢進，セロトニン・トランスポーターが増加しているということを，最近Steinが，「縫線核のセロトニン5-HT$_{1A}$受容体はパニック症でも社交不安症でも減少している。そのため，セロトニンの合成が亢進する」と言っています［図⓲］。それを代償しようとしてセロトニン・トランスポーターが増える。その結果，シナプス間隙でセロトニンが増加して，シナプス後膜のセロトニン受容体のダウン・レギュレーションが生じている状態が社交不安症の病態であるとする仮説が提出されています。この状態にセロトニン再取り込

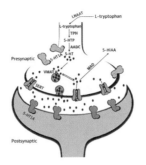 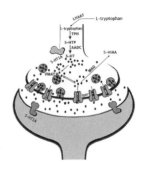

橋縫線核のセロトニン5-HT1A受容体はパニック症でも社交不安症でも減少している。そのため，セロトニンの合成が亢進する。それに対して社交不安症ではトランスポーターが補完的に増加するという競合的機構が生じる。

Stein M, Andrew AM（2015）JAMA Psychiatry 72：845-847

図⓳　社交不安症のセロトニン5-HT1A受容体仮説

阻害薬SSRIが作用して効果を出していると考えられています。

ドパミン活性の精神薬理

　私が最後に言いたいのはどういうことかと申しますと，要するに脳全体で考えるとGABAとセロトニンはドパミン性神経伝達を抑制しているということです。社交不安症ではセロトニンの合成が上昇すればドパミン性神経伝達が低下する。そして，ドパミン活性を操作する精神薬理学的アプローチが必要であるということです。私はパニック症に関してのドパミン機能について，「精神療法」という隔月刊の雑誌に最近書きましたが，パニック症では，前頭葉ではドパミン機能を上げ，脳幹部では下げる処置に治療的意味があるということです。これは社交不安症でも一緒なんですよ。ドパミン機能を上げるというのは，そ

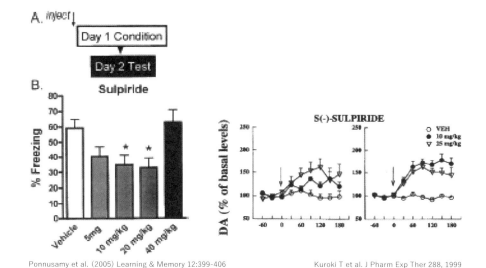

Ponnusamy et al. (2005) Learning & Memory 12:399-406　　Kuroki T et al. J Pharm Exp Ther 288, 1999

図⓳　ドグマチールは前頭前野ドパミンを増加させ消去学習を促進

れはまた今度話したいと思いますが，前頭葉におけるドパミンというのは，2種類の入力があるんですね。どちらも抑制性ですけれども，そういうものを操作して前頭葉の力を高めるということが必要なんです。これはドグマチールで前頭前野ドパミンを増加させるということですが，ドパミンを増加させることに意味があるかどうかは非常に疑問なのです［図⓳］。これは九大の黒木先生のお仕事と，マウスによる基礎実験で低容量（5〜20mg/kg）のドグマチールが恐怖反応を低下させる，恐怖記憶の発現を低下させるという研究です。ですから，私は低容量のドグマチールを処方します。

　これは兼子心理士が，先回の不安症学会で発表してくれました［表❺］。要するにこれは社交不安症ではなくて広場恐怖の患者さんの集団認知行動療法で，ドグマチールを飲んでいる人と

社交不安症（SAD）

表❺ 広場恐怖を対象とした集団認知行動療法の有効性の検討およびスルピリド服薬による有効性の差の検討

	SSBZ (N=9)						Sul (N=13)						t-analysis				
	pre		post		difference		pre		post		difference					95%CI	
	M	SD	M	SD	M	SD	M	SD	M	SD	M	SD	t		d		
PAS	16.5	6.1	10.9	2.5	5.6	5.2	15.9	4.5	8.4	4.3	7.5	3.2	-1.07	n.s.	-0.46	-1.33	0.40
panic attacks	1.4	2.2	0.7	1.3	0.8	2.4	0.7	1.3	0.2	0.8	0.5	1.1	0.37	n.s.	0.18	-0.67	1.03
agoraphobia	8.1	2.5	6.3	2.2	1.8	2.6	8.6	1.7	4.9	2.0	3.8	2.3	-1.89	†	-0.82	-1.71	0.07
anticipatory anxiety	3.9	2.0	2.3	1.9	1.6	2.4	2.9	2.2	1.5	1.1	1.3	1.8	0.28	n.s.	0.12	-0.73	0.97
disability	2.1	2.6	0.8	1.3	1.3	2.1	2.7	2.3	0.7	1.2	2.0	2.1	-0.74	n.s.	-0.32	-1.18	0.53

Note. SSBZ=Selective Serotonin Reuptake Inhibitors+benzodiazepine group, Sul=SSBZ+Sulpiride group, n.s. not significant, † p<.10

飲んでいない人では，飲んでる人のほうが，P＝0.07でまだ症例数が少ないから有意差に達していませんが，ドグマチールを飲んでる人のほうが，行動療法での治りがいいという結果がございます。

ドパミンに関して最近こんな研究もあります。SADの認知行動療法効果は背外側前頭前野皮質，内側前頭皮質および海馬のドパミンD_2受容体数が多いほど高いというものです（Cervenka et al., 2012）。ですから，誰でも抗不安薬とSSRIは不安症には出すと思いますが，それだけでは足りないだろうというのが今日の結論でございます。

実際にこれは，ちょっともう古いですが，「American Journal of Psychiatry」に出たアメリカでの臨床の実態です［図⓴］。要するに抗精神病薬，特に非定型の抗精神病薬は不安症においてだんだんたくさん使われてきていると。特にPTSDとパニック障害ではその使用増加率が高いと。ですから臨床家はこういう薬を使ったらよくなるということを，なんとなく肌身で感じるんです。

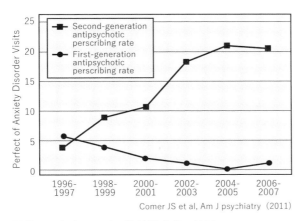

図⑳ 不安症における抗精神病薬の使用

おわりに

ついに玉手箱のフタを開けて煙を出します。これは私の自宅のトイレです［図㉑］。何が目立ちますか？ 先生方，見てください。何が違いますか？ 上等なトイレの宣伝ではないですけれども，入口の戸の裏に鏡があるんですよ。だから，ここに座ってまん前に鏡があって，その鏡を見ながらうなってるわけですよ（笑）。これは患者さんに勧めています。特に人の前に行くと緊張して顔が強張ってしまう患者さんですね。患者さんに，この前に座って自分で百面相をしていい顔を作る練習をしなさいという行動療法なんです。これは結構患者さんは喜びます。まあ全部の患者さんにではなくて，ときにこういうことを言う人がいます。これは，患者さんが緊張して怖い顔をして相手に接するとその相手も怖い人だと感じ緊張して怖い顔になる，すると患者さんはますます緊張して怖い顔になるという悪循環を断ち切るための行動療法です。

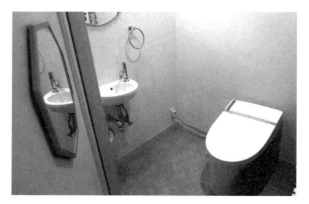

図㉑　トイレのドアに鏡

　それからもう1つの煙はこれです［図㉒］。私は「七転び八起き」という扇子を持っていて，「ほらこれだよ，きみ。もうちょっとがんばれ！」と言ってやるんですよ。「何をくよくよ川端柳。もうちょっとがんばれよ！」とかね（笑）。認知行動療法ではなくて，「なるようになるわケセラセラ！　この『ケセラセラ』（クリニックの季刊誌）しっかり読みな！」とかね。「当たって砕けろ」とか。そういう言葉をいくつか用意して患者さんと楽しくやろうという煙でございます。以上でございます。どうもご清聴ありがとうございました。

―――――

司会：貝谷先生，どうもありがとうございました。経験と博識に基づいた広範なお話をどうもありがとうございました。それでは何かご質問ありましたらお願いいたします。
　さきほどのお話で印象に残ったのが「身心一如」，泣くから情けなくなるというところでした。そこから考えますと，よくミケランを使いますけれども，なんとなく私は対症療法と

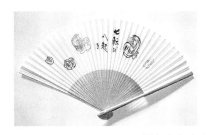

何をくよくよ川端柳

なるようになるわケセラセラ

当たって砕けろ

聞くは一時の恥、聞かぬは一生の恥

図㉒　患者さんへの呈示グッズと格言

して手が震えないために使っているんだろうなと思っていました。実際効果があるんですけれども，考えたら手が震えないことで，ご本人がその認知を取り入れて，要するに手が震えないといういい循環を作り出すという意味では行動療法といいますか，結構根本的な治療ということにもなるのでしょうか。

貝谷：そう思います。癖になって大変だという人もいますけれども，多くの場合は，飲むのを忘れてしゃべるようになってしまうんですよ。いつも調子がいいと。そのままできるようになっていってしまうのが良い例です。

質問A：最初のほうにありました対人関係尺度でしょうか，いつも初診のカルテに使わせていただいてまして，貢献行動という項目があって，今日はちょっと変わったもので出されて

ましたけれども……

貝谷：いろいろ考えて，これから論文化するのに，もう少しましな言葉がないかとまだ考慮中です。

質問A：貢献行動というと，どうもちょっとピンとこないというか，人に気ばかり遣っていて，自分を出せないといういうような，何か英語の訳を私もみていたら「従属行動」とか，今日先生が書かれていた新しい言葉がとてもよかったなと。

貝谷：巣山さん，どうやって使ってましたかね？ あなたの論文の中で。「他者評価追従」でしたか？

司会：他にはいらっしゃいますでしょうか。あとちょっと心配になったのは，ドグマチールをよく使ってますけれど，私も調べたことがあるんですが，乳がんのリスクというのが結構言われているのでしょうか？

貝谷：アメリカではだから使わないということになっていると思います。FDAはきびしいですね。これは特に精神病院の話なのではないでしょうかね。大量に昔使ったのではないでしょうか。われわれはできるだけ早く切るように基本的にはします。

司会：確か乳汁分泌がありますのでそうですね。添付文書には確か乳がんとは書いてはいなかったと思うのですけれども。
　あとSSRIを使ったときに，幽霊屋敷に明かりが点ったという患者さんがいらっしゃいましたけれども，結局ああなると本当に認知機能そのものを変えているというか，ちょっとレベルを変えている，そういう作用機序ということになるので

しょうか？

貝谷：よくわかりませんが，ただ動物実験などでは，やはりこれ恐怖記憶ですから，恐怖記憶は基本的には消えないと。だから，認知行動療法にしろ薬物にしろ，それの様を変えているだけで，恐怖記憶は消えないと。だから私はこれは本当だなと思います。パニック障害でも一回激しい恐怖記憶を覚えた人は一生抜け切れませんので，そういう点ではもっと表面的なことではないかなと思います。

司会：ありがとうございます。あとお聞きになりたいことありますでしょうか。それでは時間もまわってますのでこのへんで。どうも，貝谷先生ありがとうございました。

編者紹介

貝谷 久宣……かいや ひさのぶ

1943年 名古屋生まれ。名古屋市立大学医学卒業。マックス・プランク精神医学研究所ミュンヘン留学。岐阜大学医学部神経精神医学教室助教授。自衛隊中央病院神経科部長。現医療法人和楽会理事長。NPO法人不安・抑うつ臨床研究会代表。NPO法人東京認知行動療法アカデミー事務局長。京都府立医科大学客員教授。第3回日本認知療法学会会長。第1回日本不安障害学会会長。

主著──『パニック障害』（不安・抑うつ臨床研究会編，日本評論社），『不安障害の認知行動療法』（共編，日本評論社），『社交不安障害』（編著，新興医学出版社），『気まぐれ「うつ」病──誤解される非定型うつ病』（単著，筑摩書房），『不安恐怖症のこころ模様──パニック障害患者の心性と人間像』（講談社こころライブラリー，2008）

NPO法人 不安・抑うつ臨床研究会

不安症と感情障害について臨床研究を行い，治療者・患者それぞれに最新の情報を提供し，この分野の医療水準を高めることを目的として設立された研究会。事務局は心療内科・神経科赤坂クリニック内。

執筆者・訳者紹介

貝谷久宣……上記参照

ステファン・G・ホフマン
　　……Director, Social Anxiety Program Professor of Psychology, Boston University

原井宏明……医療法人和楽会 なごやメンタルクリニック 院長

坂野雄二……北海道医療大学 名誉教授

小山　司……北海道大学 名誉教授

伊藤理紗……早稲田大学人間科学研究科 臨床心理学研究領域 博士課程

竹林（兼子）唯
　　……福島県立医科大学医学部 災害こころの医学講座

野口恭子……医療法人和楽会 心療内科・神経科赤坂クリニック

横山知加……医療法人和楽会 パニック障害研究センター

小松智賀……医療法人和楽会 心療内科・神経科赤坂クリニック

高井絵里……医療法人和楽会 心療内科・神経科赤坂クリニック

正木美奈……医療法人和楽会 なごやメンタルクリニック

巣山晴菜……早稲田大学応用脳科学研究所，株式会社ビジネスリサーチラボ

社交不安症の臨床
評価と治療の最前線

2017年2月18日　印刷
2017年2月28日　発行

編者─────貝谷久宣
　　　　　　不安・抑うつ臨床研究会
発行者────立石正信
発行所────株式会社 金剛出版
　　　　　　〒112-0005 東京都文京区水道1-5-16
　　　　　　電話 03-3815-6661　振替 00120-6-34848

装丁◉安藤剛史
組版◉石倉康次
印刷◉総研
製本◉東京美術紙工協業組合
ISBN978-4-7724-1541-5 C3011　　©2017 Printed in Japan

パニック症と不安症への精神力動的心理療法

［著］＝フレデリック・N・ブッシュ　バーバラ・L・ミルロッド
メリアン・B・シンガー　アンドリュー・C・アロンソン
［監訳］＝貝谷久宣　［訳］＝鈴木敬生 ほか

●A5版　●上製　●280頁　●本体 **4,200**円+税

パニック焦点型力動的心理療法は，
不安症に対する治療法として有効性が実証された
初めての精神分析的基礎をもった心理療法である！

エビデンス・ベイスト心理療法シリーズ8
社交不安障害

［著］＝マーチン・M・アントニー　カレン・ロワ
［監訳］＝鈴木伸一

●B5版　●並製　●120頁　●本体 **2,400**円+税

社会生活の広範にわたって苦痛をもたらす社交不安障害について，
認知行動療法による治療の実際を簡潔に
わかりやすく案内する。

嘔吐恐怖症
基礎から臨床まで

［監修］＝貝谷久宣　［編］＝野呂浩史

●A5版　●並製　●280頁　●本体 **4,200**円+税

発症メカニズムを理解し
クライエント・ニーズ主体の治療へつなぐ
「世界初の嘔吐恐怖症モノグラフ」！